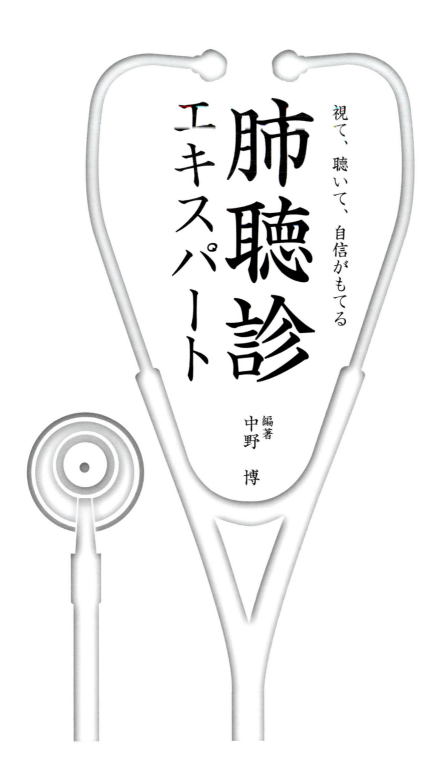

視て、聴いて、自信がもてる

肺聴診エキスパート

編著 中野 博

LibroScience

執筆者一覧

編 著

中野　博　（国立病院機構福岡病院・呼吸器科医長）

執筆者

石松　明子　（国立病院機構福岡病院・呼吸器科医師）

足立　仁志　（国立病院機構福岡病院・主任理学療法士）

若槻　雅俊　（国立病院機構福岡病院・小児科医師）

村上　洋子　（国立病院機構福岡病院・小児科医師）

本村知華子　（国立病院機構福岡病院・小児科医長）

序　文

　聴診器がLaennecにより発明されて間もなく200年が経とうとしています。この間の医療技術の進歩は目覚ましいものがありますが、聴診の重要性は今なお減じてはいません。それどころか、最近、特発性間質性肺炎の治療薬が開発されるとともに、肺聴診が、有効な治療に必要な早期診断の方法として再認識されています。

　聴診音の画像表示は、心音については心音図が古くから普及しており、それは心音聴診技術の習得のためにはなくてはならないものでした。一方、肺聴診については、1970年代後半から肺音の研究が盛んになりましたが、肺音図は長く大学の研究室レベルの技術であったと言えます。しかし最近、パソコン、インターネット、スマートフォンの時代になって、誰でも肺音図を記録することが可能になりました。

　このような時代の流れの中にあって、本書では、肺音図の見方をまず習得し、肺音画像と聴診音とを頭の中で結びつけて習得するというアプローチをとりました。そのため、肺音画像が、統一した描出条件でかつできるだけ鮮明なものとなるように工夫をこらしました。聴診音については、原則として同じ録音感度で採取して相互比較が可能なものとしました。また従来の聴診教材にはない新しい試みとして、マイクで採取した原音と、本邦で販売されている代表的な聴診器ブランド2種の特性のフィルターで処理した音も別々にインターネット上（またはスマートフォン用アプリ）で提供するようにしました。この音をヘッドフォンで聴くと実際の聴診器での音に近いものになります。

　本書は、2部構成で、実践編ははじめて聴診器を手にする人を想定して記述しました。そのため聴診器の選び方、聴診の仕方、肺音図の見方などを肺聴診トレーニングの前に配置しました。さらに、解説編として、各種肺音についての詳しい解説と誰でもできる肺音の測定方法についての解説を加えました。これらはこれから肺音の研究を始めようとされる読者にも役に立つ内容と思います。

本書を作成するために用いたさまざまな技術は、著者が長年、肺音（呼吸音）研究会で、医師、工学者を含む多くの先生方に教えを受けてきたことの集積です。その内容はここに書き切れるものではありませんが、巻末の文献集にその一端を紹介させていただきました。また、胸膜摩擦音と気管腫瘍の肺音については執筆中に採取ができず、同研究会の先達の塩谷直久、佐野公彦両先生の採取された肺音をお借りしました。この場を借りて肺音（呼吸音）研究会の諸先生に深謝申し上げます。

　最後に、私たちの肺音研究を長年にわたりご支援していただいた福岡病院の西間三馨前院長、岩永知秋院長、家庭で私の実験を援助してくれた妻に感謝申し上げます。また、リブロ・サイエンスの稲田誠二氏には本書の企画からイラストの作製、細部の校正まで多大な援助を頂きました。"聴診音を聴けば肺音図が目の前に浮かぶ"ほど、肺音を理解して頂き、二人三脚でこの書籍ができ上がったことを付言しておきたいと思います。

2015年7月

中野　博

Contents

第Ⅰ部　実践編

第1章　聴診の方法－はじめて聴診器を持つ人へ－　　（中野　博）　1

■1 聴診の意義　―――――――――――――――――――――― 2
■2 打診について　――――――――――――――――――――― 2
　　1．打診法 …… 2
　　2．打診でわかること …… 3
■3 聴診の方法　―――――――――――――――――――――― 3
　　1．聴診方法 …… 3
　　　column：聴診部位の科学的根拠 …… 4
　　2．呼吸音（breath sound）の左右比較 …… 5
　　3．クラックルの聴取 …… 5
　　4．ウィーズ、ロンカイの聴取 …… 6
　　5．簡略化した聴診法 …… 7
■4 聴診器の選び方について　――――――――――――――――― 7
　　1．周波数特性 …… 8
　　2．使用方法 …… 9
　　3．イヤー・ピース …… 10
　　4．チューブの長さ …… 10

第2章　肺音画像の見方　　　　　　　　　　　　（中野　博）　12

■1 ソノグラムとは　―――――――――――――――――――― 12
　　　column：肺音の画像表示の歴史 …… 13
■2 肺音を構成する3つの要素　―――――――――――――――― 14
　　1．ランダム雑音＝砂嵐＝正常呼吸音 Web …… 14
　　2．サイン波（正弦波）＝横線＝ウィーズ Web …… 16
　　3．パルス波形＝縦線＝クラックル Web …… 19
　　4．パルス列＝横縞＝ロンカイ Web …… 21
　　　肺音図をより深く理解するために：時間軸波形と周波数 …… 23

第3章　聴診トレーニング－肺音種類別－　　　　（中野　博）　27

A．正常呼吸音　――――――――――――――――――――――― 28
　　気管呼吸音（成人、頸部）Web …… 28
　　気管支呼吸音（成人、前胸部上肺野）Web …… 30

肺胞呼吸音（成人、下肺野）Web …… 32
　　　肺胞呼吸音（乳児5か月、幼児14か月）Web …… 34
　B．異常呼吸音 ──────────────────── 36
　　　肺野呼吸音の高調化（いわゆる気管支呼吸音化）Web …… 36
　　　減弱と増強 Web …… 39
　C．副雑音 ──────────────────────── 42
　　　ファイン・クラックル（fine crackles）Web …… 42
　　　コース・クラックル（coarse crackles）Web …… 45
　　　ウィーズ（wheezes）Web …… 47
　　　ロンカイ（rhonchi）Web …… 50
　　　スクウォーク（squawk）Web …… 52
　　　ラットル（ruttle）Web …… 54
　　　胸膜摩擦音（pleural friction rub）Web …… 56
　　　ハマンズ・サイン（Hamman's sign）Web …… 58

第4章　聴診トレーニング―疾患別― ──────── 62

　　COPD（慢性閉塞性肺疾患）の聴診所見 Web ……（石松明子）62
　　　症例① Web ……（石松明子）63
　　　症例② Web ……（石松明子）66
　　　症例③ Web ……（石松明子）68
　　　症例④ Web ……（石松明子）70
　　間質性肺炎の聴診所見 Web ……（石松明子）73
　　　症例①　非特異性間質性肺炎（NSIP）Web ……（石松明子）74
　　　症例②　気腫合併肺線維症（CPFE）Web ……（石松明子）76
　　　症例③　特発性肺線維症（IPF）Web ……（石松明子）78
　　　症例④　石綿肺 Web ……（石松明子）81
　　　症例⑤　慢性過敏性肺臓炎 Web ……（石松明子）84
　　拘束性胸郭疾患 Web ……（石松明子）86
　　急性気管支炎 Web ……（石松明子）88
　　肺炎の聴診所見 Web ……（石松明子）90
　　　症例①　急性期 Web ……（石松明子）91
　　　症例②　回復期① Web ……（石松明子）94
　　　症例③　回復期② Web ……（石松明子）96
　　　症例④　治癒期 Web ……（石松明子）98
　　気管支拡張症の聴診所見 Web ……（足立仁志）100
　　　症例① Web ……（足立仁志）101
　　　症例② Web ……（足立仁志）103
　　　症例③ Web ……（足立仁志）105

症例④ Web …… (足立仁志) 107
びまん性汎細気管支炎 (DPB) Web …… (石松明子) 110
理学療法前後の聴診所見 Web …… (足立仁志) 112
 症例① Web …… (足立仁志) 113
 症例② Web …… (足立仁志) 116
 症例③ Web …… (足立仁志) 119
 症例④ Web …… (足立仁志) 122
気管支喘息の聴診所見 Web …… (若槻雅俊) 125
 症例① 気道誘発試験 Web …… (若槻雅俊) 126
 症例② Web …… (若槻雅俊) 131
 症例③ Web …… (若槻雅俊) 133
 症例④ Web …… (若槻雅俊) 135
 症例⑤ Web …… (村上洋子) 138
 column："Noisy Breathing" …… (中野　博) 140
小児科領域の聴診 Web …… (本村知華子) 141
 症例① 細菌性肺炎① Web …… (本村知華子) 142
 症例② 細菌性肺炎② Web …… (村上洋子) 144
 症例③ マイコプラズマ肺炎 Web …… (村上洋子) 146
 症例④ ウイルス性細気管支炎① Web …… (村上洋子) 148
 症例⑤ ウイルス性細気管支炎② Web …… (村上洋子) 150
 症例⑥ クループ症候群 Web …… (本村知華子) 152
 症例⑦ 声帯機能異常 (VCD) Web …… (本村知華子) 154
腫瘍による気管狭窄 Web …… (中野　博) 157
人工呼吸中の聴診 Web …… (石松明子) 160

第Ⅱ部　解説編

第1章　肺音の用語と分類 ──── (中野　博) 165

1 本邦における肺音用語 ──── 166
2 各種肺音の臨床的意義 ──── 167
3 呼吸音 (breath sounds) ──── 168
 1．気管呼吸音／気管支呼吸音／肺胞呼吸音 …… 169
 2．筋　音 (muscle sound) …… 170
 3．呼吸音の異常 …… 172
  ① 増強と減弱 …… 172
  ② 呼吸音の性状の変化 …… 173

4 副雑音 ——————————————————————————— 173

- 1. 断続音 …… 173
  - ① ファイン・クラックル (fine crackles) …… 175
  - ② コース・クラックル (coarse crackles) …… 176
- 2. 連続音 …… 177
  - ① ロンカイ (rhonchi) …… 178
  - ② ウィーズ (wheezes) …… 178
  - ③ スクウォーク (squawk) …… 180
  - ④ ラットル (ruttle) …… 181
- 3. 肺外雑音 …… 181
  - ① 胸膜摩擦音 (pleural friction rub) …… 181
  - ② ハマンズ・サイン (Hamman's sign) …… 181

第2章　肺音の収録と解析方法 ——————————— 〔中野　博〕 183

1 スマートフォンで自分の肺音を採ってみよう！ ——————— 184
- 1. スマートフォン内蔵マイクを用いた肺音の録音 …… 184
- 2. 肺音アプリ (Smart LSA) のインストール …… 185
- 3. Smart LSAでの肺音測定方法 …… 185
- 4. ソノグラムの観察・音の再生・保存 …… 186

2 スマートフォンを用いた本格的な肺音計測 ——————————— 188
- 1. 聴診器を利用する方法 …… 188
- 2. マイクアダプターを使用する方法 …… 188

3 SmartLSAを用いた詳しい肺音解析 ——————————————— 189
- 1. クラックルの解析 …… 189
- 2. パワースペクトル解析 …… 190

4 パソコンでの肺音計測方法 － EasyLSA.exeを用いて ——————— 191
- 1. ICレコーダによる方法 …… 191
- 2. スマートフォンで収録した肺音の解析 …… 192
- 3. EasyLSAでのソノグラムの観察 …… 192
- 4. EasyLSAによる時間軸波形の解析方法 …… 193
- 5. EasyLSAによる詳しい音響解析方法 …… 194

5 研究用肺音計測システム ——————————————————— 194

巻末付録

Part 1. 肺音計測で知っておきたい技術的知識 ——（中野　博）196

  1. 音　圧 …… 196
  2. デシベル（dB）…… 196
  3. 音の強さの足し算 …… 196
  4. 音の強さの比 …… 197
  5. パワー …… 197
  6. FFT（高速フーリエ変換）…… 198
  7. サンプリング周波数 …… 198
  8. 量子化ビット数 …… 198
  9. 窓関数 …… 198
 10. 肺音収録時のアナログフィルター …… 199
 11. 音圧校正 …… 200

Part 2. 肺音に関する文献 ——（中野　博）201

  1. 単行本 …… 201
  2. 肺音用語 …… 201
  3. 総　説 …… 201
  4. 計測方法 …… 202
  5. 正常呼吸音 …… 202
  6. 断続性ラ音（クラックル）…… 203
  7. 連続性ラ音 …… 205
  8. スクウォーク …… 206
  9. ラットル …… 206
 10. 気管支喘息 …… 207
 11. 中枢気道狭窄 …… 208
 12. COPD …… 209
 13. 聴診・肺音計測の有用性 …… 210
 14. 肺音の伝達に関する研究 …… 210
 15. 肺音のセンサー …… 211
 16. 咳 …… 212
 17. いびき音 …… 212

本書の利用法

❑ 肺聴診は医療従事者にとって重要なフィジカル・アセスメントであるにもかかわらず、「音」という素材を扱う関係で、教育現場・臨床現場において聞き取った音をどう言語化し、他者とその情報をどう共有するかが非常に難しいと言えます。本書はWebと連動した企画です。Web上で「肺音」を聴けると同時に、肺音図（ソノグラム）上に音と同期した赤い線を動かすことによって、視覚情報としても肺音を理解することができます。耳で聴いて、そして目で視ることによって肺音に対する理解が飛躍的に高まります。

サンプルは下記より視聴可能です。

http://www.libroscience.com/lung/sample/

❑ はじめて聴診器を持つ方は、難しい理屈は抜きにして、実際の肺音をWeb上で「視て」「聴いて」下さい。各肺音には、ナレーションによる解説も付いていますので大変便利です。

❑ 巻末の綴じ込みの中にアクセスコードが入っていますので、ユーザー登録を行って下さい。模擬音も含めて、全部で93音を視聴できます。

※**アクセスコードによる登録回数は1回限り**となります。登録後、ご指定のメールアドレスにパスワードが送信されますので、大切に保管して下さい。

【ご注意】
・肺音の所有権は著者および転載元に帰属します。無断複製・頒布を禁じます。
・本書の内容に基づく実施・運用において生じたいかなる損害も、弊社および著者は一切の責任を負いません。
・本書に掲載されている会社名、製品名、サービス名は、各社の商標、登録商標または商品名です。
・Webに収録されている内容、外観は予告なく変更する場合があります。

肺音図の見方

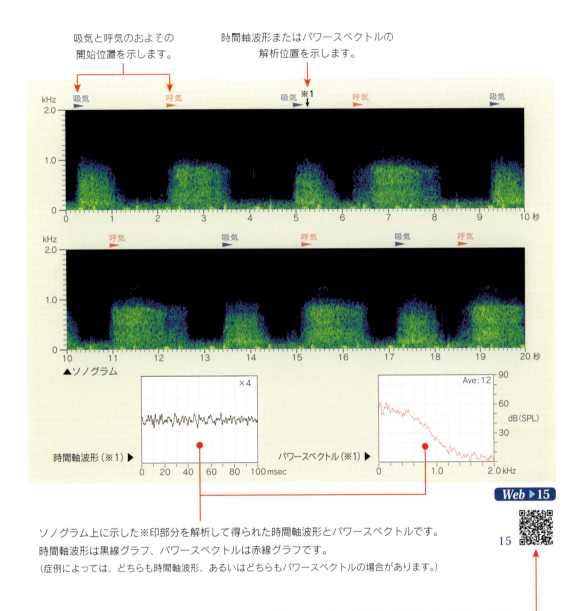

ソノグラム上に示した※印部分を解析して得られた時間軸波形とパワースペクトルです。
時間軸波形は黒線グラフ、パワースペクトルは赤線グラフです。
（症例によっては、どちらも時間軸波形、あるいはどちらもパワースペクトルの場合があります。）

Webに収録してある肺音の番号とそのURLのQRコードです。
スマートフォン等で「QRコード読み取りアプリ」を使えばすぐに肺音を視聴できます。
※このQRコードはすべて原音（次ページ参照）にリンクしています。
聴診器音を聞き比べる場合は、メニューで聴診器音をお選び下さい。

本書の音源について

1. 原 音

　スマートフォン（Galaxy SⅡ）に肺音計測用のゴム製アタッチメントをつけたマイク（SONY ECM-SP10）で胸壁上の音を直接採取しており、これを原音としています。この音は胸壁に耳を密着させて聴診（直接聴診法）したときの音とほぼ同じです。

2. 聴診器音

　体表面に上記のマイクと聴診器とを当てて、同一の白色雑音を投入し、両者間の伝達関数、インパルス応答を求め、マイクの音を聴診器で聴く音と同等のものに変換できるフィルターを作成しました。そして聴診器音は、上記マイク音をこのフィルターで処理することにより作成しています。リットマン[TM]のカルディオロジーⅢ[TM]と、ケンツメディコ社のドクターフォネット（膜型）の2種類の聴診器音を生成しています。

3. 聴診器音の聴き方

　密閉型のヘッドフォンで聴診器音を聴くのが最良です。他の方法としては、低音域まで再生できるスピーカーの前に聴診器をかざして、聴診器で聴くこともできます。この際、音源は原音として下さい。またこの場合、リットマン[TM]の聴診器の場合は膜型／ベル型で大きな差がありませんが、ケンツメディコ社の聴診器の場合は、膜型ではなく、必ずベル型で聴くことをお勧めします。

第Ⅰ部　実践編

第1章
聴診の方法－はじめて聴診器を持つ人へ－

　聴診器は医療技術が高度化した現代においても、どんな場面でも力を発揮する重要な道具であり、医療従事者にとってそれが手元にないと落ち着かない必須のアイテムでもある。

　本章では、聴診器を初めて手にする人を対象に、聴診の方法から聴診器の選び方まで解説した。聴診の方法については目的に応じた合理的な聴診方法を示した。また聴診器については科学的検証を行って、その選び方と使用方法を具体的に示した。

1 聴診の意義

❏ 聴診の臨床的意義はいまさら言うまでもないが、その前に、聴診には患者とのコミュニケーションという重要な側面があることを知っておく必要がある。

著者の勤務する病院の呼吸不全の患者会から、「診察のとき、医者に聴診をしてほしい」という要望が出たことがある。そのような患者にとって、聴診は安心感を与える行為のようだ。著者自身もあるとき意外にも患者さんから、「先生の聴診はとても良い」と褒められたことがある。その理由を聞いたところ、「聴診器をあてるだけで、ちゃんと呼吸を聴いていない先生もいるから」と。これらのことは、見かけだけの聴診は患者さんの信頼を失うこともあることを物語っている。

❏ 肺音の科学的研究の先駆者で国際肺音学会（ILSA；International Lung Sound Association）の設立者の一人、Dr. Loudonは、日本で開催された肺音の国際シンポジウム（三上理一郎会長、1985年）において、

> "This physical contact (auscultation) creates a bond or an interaction for which no form of automated measurement can substitute. It leads the physician into the patient's private world and involves us with him in a manner that no amount of complex machinery, irrespective of its importance, can achieve."

と語っている。まさに名言である。

2 打診について

❏ 本書は聴診の解説書であるが、打聴診と言われるように、打診は聴診と切り離せない面があるので、聴診を行ううえで最低限必要な打診の知識について簡単に説明しておきたい。

1. 打診法

❏ 患者は座位にして行う。通常は間接打診法といって、検者が右利きであれば左手の中指と人差し指を患者の胸壁にあて、右手の中指で胸にあてた方の中指を鋭くたたき（図1-1）、生

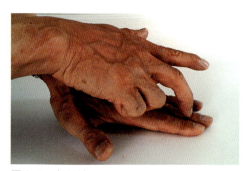

図1-1　打診法

じる音を観察する。聴診同様、左右を比較しながら上から下に指をずらしながら打診を行う。
- 次の３つに分類する（**表1-1**）。

表1-1　打診音の分類

清音	肺野で聴かれる正常の共鳴音
濁音	鈍い音
鼓音	過剰な共鳴音

2．打診でわかること

- 背部では、上から下に打診して清音が濁音に変わるところを知ることで、肺の大まかな下縁がわかる。この方法を最大吸気、最大呼気で行うことで横隔膜の可動性の有無を知ることができる。
- 聴診で呼吸音が減弱している場合、鼓音であれば気胸や気腫性囊胞、濁音であれば胸水や大きな実質病変（大葉性肺炎、広範な無気肺、大きな腫瘍など）を考える。

3 聴診の方法

1．聴診方法

- 体位は通常は座位で行う。座位がとれない場合は、前胸部は仰臥位で、背部は側臥位で聴診する。
- 健常者を検診するとしばしば呼吸音（breath sound）がほとんど聴取できないことがある。それは安静呼吸をしているためであり、少し大きな息をするように指示する。しかしそれで

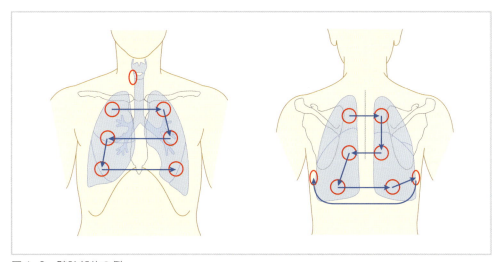

図1-2　聴診部位の例

- も聞こえないことがあり、その場合は大きな息を速く繰り返すように指示する。鼻で音が鳴るような呼吸の場合は口を開けて口で息をするように指示する。そして、胸壁の左右の同じ高さの部位を比較しながら聴く。
- 通常は呼気の終わりに合わせて素早く聴診器を移動させる。聴取部位は理想的には肺区域を想定してということになるが、現実的には上・中・下肺野、側胸部の14か所（☞column参照）と頸部（甲状軟骨の側方または下方）を聴取するのを基本とする（図1-2）。
- 心音の聴診ではⅠ音、Ⅱ音の性状を確認し、過剰心音、心雑音の有無をおおむね決まった場所で調べていくことになるが、呼吸音では広い胸壁上を、聴診音に左右差がないかを聴き分けていく操作が基本である。

聴診部位の科学的根拠 *column*

- 吸気の肺胞呼吸音は"局所換気"を反映するとされているが、その"局所"とは果たしてどの程度の範囲かが聴診部位の間隔を考えるうえで問題になる。そこで筆者は、胸壁上の吸気呼吸音を多数箇所で同時測定し、コヒーレンス解析という手法を用いて、どの程度の距離まで同一音源を聴取していることになるのかを確認した。
- 図Aの結果から、おおむね上・中・下肺野の3か所、前・後・側胸部の聴診で全体をカバーできることから、図1-2の方法で大きな間違いはないと言える。

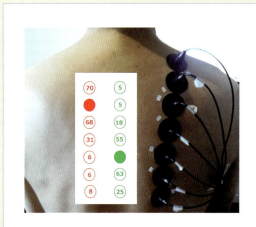
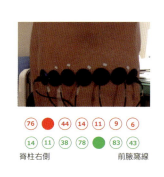

脊柱右側　　前腋窩線

図A　局所の吸気呼吸音の相互関係（コヒーレンス）
マイクは間隔約3.5cmで配置、赤、緑の数字はそれぞれ赤、緑のマイクでとらえた音と同一音源の音が個々のマイクの部位で何％を占めているかを示している。この図から背部は左写真2番目のマイク（赤）と5番目のマイク（緑）で上中肺野がカバーできていること、側方向には背部中央のマイク（赤）と側胸部中央のマイク（緑）で前腋窩線付近までカバーできていることがわかる。

※以下では、ターゲットとする肺音別に聴診の方法を解説するが、はじめて聴診器を手にする読者は、各種肺音（第3章、p.28〜59）について学んでから2〜5を読まれてもよいと思う。

2. 呼吸音（breath sound）の左右比較

- 肺聴診の最も基本的な要素である。左右の比較で、吸気の呼吸音の減弱がないか、呼気の呼吸音の増強（気管支呼吸音化）がないかなどを把握する。
- 吸気呼吸音（肺胞呼吸音）の減弱は局所換気の低下や音響伝達の低下を表している。一方、呼気呼吸音の増強は伝達の亢進（肺実質の硬化）などを示唆する。

3. クラックルの聴取

- 断続性の副雑音をクラックルと呼ぶ。クラックルが聴取される場合、①聴取される部位、②吸気の初めから聞こえるか、吸気の終末まで聞こえるか、③呼気にも聞こえるか、④密か粗かなどに注意する。
- クラックルにはファイン・クラックルとコース・クラックルの2つがあり、詳細は第3章（☞p.42〜46）に譲るが、ファイン・クラックルは「ベルクロ・ラ音」とも称され、血圧計のマンシェットをはがすときのような細かで密な音である。一方、コース・クラックルはファイン・クラックルに比べてまばらで、ブツ、ブツといった粗い音である。
- ファインかコースかを区別するが、音の性質だけで区別することは難しいことがある。
  ①吸気終末まで密に聞こえるものはファイン・クラックル、吸気の初期から中期が主体で、呼気にも聞こえるそれほど密でないものはコース・クラックルであることが多いことも考慮する。
  ②ファイン・クラックルは重力依存性がある。したがって、背側肺底部の場合は前傾姿勢のとき減少するのがファイン・クラックル、減少しないのがコース・クラックルということも参考にする。
  ③コース・クラックルの場合は口元まで音が伝達するという事実も役に立つ。
  どちらか決めがたい場合は、カルテに「クラックル」とだけ記述する。
- クラックルの聴取範囲の広がりについては、胸壁上近接した2か所での計測による検討で、ファイン・クラックルは6cm離れると同じ音は検出されないことが多いが、コース・クラックルは12cm離れても同じ音が検出されることが多いとの報告があることより、特にファイン・クラックルを探すときは肺底部で間隔を密に聴診する。
- 間質性肺炎を疑うが明確でない場合、座位で背側肺底部に聴診器をあて、深く呼出したところからゆっくり吸気をさせる。この方法でもクラックルが聞こえないときにはファイン・クラックルはないといってほぼ間違いがない。
  ちなみに、背側肺底部は、女性でも衣服を脱がず少し上げるだけで聴取できる場合が多いので、間質性肺炎を疑う場合の最低限の聴診部位として最適である（図1-3。必ず座位で行う）。

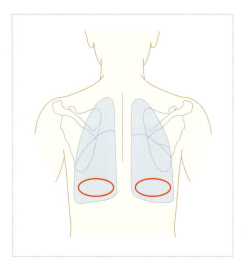

図1-3 間質性肺炎を疑うときに重要な聴診部位
この部位は服を脱がなくても聴診できる。

4. ウィーズ、ロンカイの聴取

❏ 喘息の重症度を推測するうえで、①呼気でだけ聞かれるか／吸気でも聞かれるか、②安静呼吸でも聞かれるか／深呼吸でのみ聞かれるかなどに注意して聴くことが重要である。

ロンカイ（低いいびきのような音調の連続音。☞p.50）の場合、痰による音かどうかは咳をさせてみて消失するかどうかが参考になる。

❏ 聴診部位は、胸壁上のほか、気管上頸部（甲状軟骨の下またはその側方。図1-4）の聴診が重要である。それはウィーズ（高い笛のような音調の連続音。☞p.47）の多くは気管音にまで伝わるからである。ウィーズに関しては最低限の聴取部位は頸部であり、体位は座位でも臥位でも構わない。閉塞性障害を疑いウィーズが聞こえない場合、ゆっくりと深く呼出させながら頸部での聴診を行うとよい（☞p.179）。なお、1秒量を測定するときのような強制呼出では健常者でもウィーズが聴取されるので診断的意義が少ない。

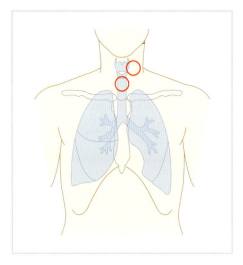

図1-4 気管支喘息のウィーズが最もよく検出できる部位
甲状軟骨の下、またはその側方部分では気管音がよく聴取できる。ウィーズのほとんどはここに伝わるので、ウィーズの有無の確認に適した聴診部位である。

5. 簡略化した聴診法

❏ 日常臨床現場では必ずしも型通りの聴診ができないことも多い。その場合、例えば初診時に聴診を割愛することは望ましいことではないので、肺音に関しては、頸部、両側上胸部（鎖骨の下）、両側背側肺底部の5か所（図1-5）を聴診し、ウィーズの有無、呼吸音の左右差の有無、肺底部クラックルの有無などを確かめる。それは胸部X線が正常であったり分かりにくかったりすることの多い、閉塞性障害、中枢部気道病変、初期の間質性肺炎・肺水腫などを見逃さないためでもある。

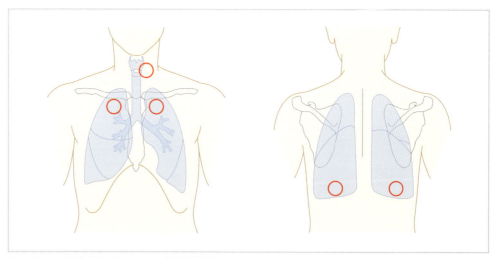

図1-5　衣服を着たままできる簡略肺聴診

4 聴診器の選び方について

❏ 聴診器は安価なものから高価なものまでさまざまな種類があり（図1-6）、はじめて購入する場合、何を基準に選んだらよいのか迷うところである。

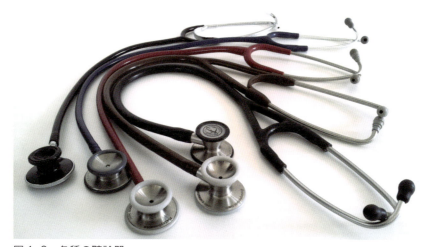

図1-6　各種の聴診器

❑ そこで、日本の市場で販売数上位2ブランド（米国製：3M™リットマン™、日本製：ケンツメディコ株式会社）のそれぞれ普及型機種と上位機種を比較してみた。

1. 周波数特性

❑ 周波数特性とは、どの高さの音が強調されているかをみるもので、心音では20～200Hz（主に100Hz以下）の低音、肺音ではそれより高い200Hz以上（主に300～1,000Hz）が重要であり、この特性を比較することでその聴診器の得意分野がわかる。

❑ そこで、気管上頸部左右にそれぞれマイクと聴診器とを接着し、口腔から投入した白色雑音（☞ p.14）を観測し、マイクで直接採取した音を基準としたときの聴診器（膜型）の周波数特性を調べた（**図1-7**）。

❑ その結果、リットマン™の聴診器は低周波数領域（300Hz以下）がかなり強調されているのに対し、ケンツメディコ社製の聴診器は比較的平坦な周波数特性を示していた。この違いは非常に大きく、耳で聴いて顕著な違いがわかるほどであった。一方、同じメーカー内での上位機種、普及型機種の違いは、チューブが内部で左右別に分かれている上位機種で周波数特

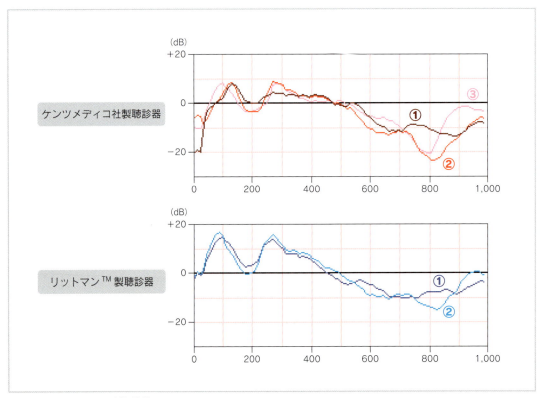

図1-7　聴診器の周波数特性

気管上頸部皮膚面で空気結合型マイク（空気室内径8mm、深度約1mm）を基準に測定した周波数特性。
横軸は周波数、縦軸は振幅特性で、0dBは空気結合型マイクと同じ感度であることを示す。＋20dBで振幅10倍、＋6dBで振幅2倍、－20dBは振幅0.1倍に相当する。
なお、聴診器の押さえ方によって周波数特性は変わる可能性があるので、この結果は必ずしも一定ではない。
ケンツメディコ社製（上段）：①ドクターフォネットNEO No.188、②フレアーフォネット No.137、③ダブル聴診器 No.120。
3M™リットマン™製（下段）：①ステソスコープ カルディオロジーⅢ™、②ステソスコープ クラシックⅡ S.E.。

性の偏りが小さいことであったが、耳で聴いて明らかにわかるほどではなかった。
❏ 両ブランドの周波数特性の違いは、おそらく設計思想の違いであると思われる。すなわち、リットマン™は歴史的に心音の聴診に重きを置いているため、膜型でも心音聴診にとって重要な低周波数領域を強調しているものと思われる。一方、ケンツメディコ株式会社は、膜型は肺音、ベル型は心音という基本に従っており、膜型では肺聴診の妨げになる可能性のある低音を抑えて聴きやすい肺音を目指しているものと思われる（同社のカタログには低周波数をカットするローカットの膜であると記載されている）。
❏ したがって、聴診器を選ぶ際には、何の聴診がその人にとって大事か、また音の好みはどうか等でまずメーカーを決め、その後は予算と相談して機種を決めるのが賢明であると思われる。なお、最近開発されている電子聴診器については検討していないが、カタログ上はカバーしている周波数帯域が高周波数モードでも500Hzまでと記載されており、肺聴診用には作られていないように思われる。

2．使用方法

① ケンツメディコ社製の聴診器

❏ ケンツメディコ社の聴診器は、膜型とベル型とを回して切り替えるようにできている。ベル型の周波数特性は膜型と比較して、心音で重要な100Hz以下では約6dB強い（音の振幅が2倍）が、一方、肺音で重要な300Hz以上の帯域では10dB前後弱い（音の振幅が約3分の1）（**図1-8**）。したがって、肺聴診は膜型、心音はベル型が適している。

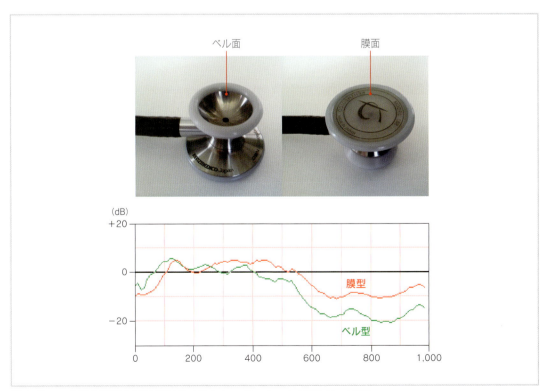

図1-8　ベル型と膜型の周波数特性（ドクターフォネットNEO No.188）

❏ ベル型は、皮膚に隙間なく密着することが必要であるが、強く押さえすぎると皮膚面が膜の働きをして低周波数の特性を悪くするので、軽くあてることが肝要である。

② リットマン™製の聴診器

❏ リットマン™の現在の聴診器は、ベル型を備えている機種でも、膜型で心音の聴診ができるように設計されている。すなわち、膜型を普通に胸壁にあてるとベル型と同様の機能、押しつけると膜型の機能をするような特殊な構造になっている（**図1-9**）。これは心音聴診には便利で、大きな膜型の受音部でベル型の機能を果たしているため、実際、心音は強大に聴こえる。ただし、肺聴診に用いる場合は若干の注意が必要な場合がある。それはケンツメディコ社などの通常の膜型は、やせた患者で膜面の一部にのみ肋骨部の皮膚があたるような状況でも呼吸音が明確に聞こえるが、リットマン™の場合はそのようなあたり方では呼吸音が聞こえにくいことがあり、そのような場合は、少し強く押しつけて膜型機能を発揮させる必要がある。

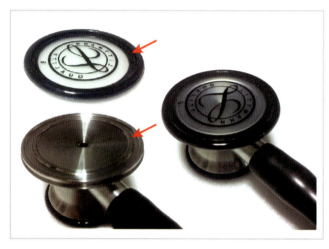

図1-9　リットマン™聴診器の構造（カルディオロジーⅢ™）

左の分解写真のように、最近のリットマン™聴診器の膜型チェスト・ピースは内部が二重構造になっていて、膜面を体に強く押し付けると膜の矢印のゴム面が内部の内側の金属リングに接触し閉鎖空間を形成して膜型聴診器の機能を発揮し、また体に軽くあてると、この部分が閉鎖せず、ベル型類似の機能を発揮するように設計されている。

3. イヤー・ピース

❏ 聴診時に外界の音が気になるのは、イヤー・ピースと耳の皮膚との間にわずかな隙間がある場合が多い。したがって、フィットするイヤー・ピースを選ぶことは聴診器の性能と同様、非常に大事である。

4. チューブの長さ

❏ チューブの長さは、短い方が若干感度は良いが、その差はごくわずかである。例えば、ケンツメディコ社のダブル聴診器No.120で、51cmのチューブを切断して3分の2の34cmにした検討では、400Hz未満では不変、400Hz以上でもわずか2dB感度が高くなる程度（振幅で約1.25倍）であった。したがって、実際的に使いやすい普通の長さで良い。

第 I 部　実践編

第2章
肺音画像の見方

　古くから心音聴診のトレーニングは心音図を見ながら心音を聴くことで行われている。これに対して肺聴診習得での肺音図の役割は大きいものではなかった。それは心音図と同じような表示（時間軸波形）の肺音図では、肺音図を見ても肺音を思い浮かべることは必ずしも容易ではないという状況があったからであると思われる。

　近年、テクノロジーの進歩に伴い、肺音もわかりやすい画像 ── ソノグラム ── でリアルタイムに表示することが可能になった。この章ではソノグラムを肺音図として位置づけ、その見方を学ぶ。ソノグラムを見ながら肺音を聴き、肺聴診をしながらソノグラムを思い浮かべることで、肺聴診の習得も心音と同様に容易になるものと思われる。

　また、肺音の画像表示は記録に残せることのほか、一瞬にして長時間の音の情報を把握できる利点もあり、将来的には日常臨床に用いられる方法になりうると考えられる。本章ではまず、一目瞭然、音を画像で理解できる方法があることから解説したい。

1 ソノグラムとは

❏ ソノグラム（＝サウンドスペクトログラム）は音を画像表示する方法で、犯罪捜査で用いられる声紋分析で用いられている手法である。横軸が時間経過（秒；sec）、縦軸が周波数（音の高さ。ヘルツ；Hz、またはキロヘルツ；kHz、1kHz = 1,000Hz）で、さらに白黒濃淡または色合いで音の強さを表す三次元表示方法である。本書で用いているソノグラムは、音が弱い方から黒■→紺■→青■→緑■→黄緑■→黄■→橙■→赤■の順に強い音を表している。

❏ ソノグラムを理解するために、まず、NHKの時報を模倣して作成した音をソノグラムと時間軸波形で表示してみよう。

❏ 図2-1の上段がソノグラム、下段が時間軸波形である（時間軸波形の意味はp.23で解説している）。ソノグラムでは、400～500Hz程度（正確には440Hz）の短い強い音（黄緑～橙色）が3回、続いて、900Hz付近（880Hz）の途中からだんだん弱くなる長い音（橙、黄色、黄緑～青）があることがわかる。ちなみにピアノの49番目の鍵盤（"ラ"の音）の周波数がこの440Hzで、調律の基準になっている。またこの880Hzは440Hzの倍であり、1オクターブ上の"ラ"音ということになり、結局これは"ラッラッラッ　ラー"であることがわかる。

さらに後の項を読むとわかるようになるが、実はこのソノグラムから波形は単純なサイン波（純音）であることもわかるので、目で見ただけでどのような音か想像することができるのである。

❏ 一方、時間軸波形（図2-1の下段）では強い短い音が3つ、続いてだんだん弱くなる長い音

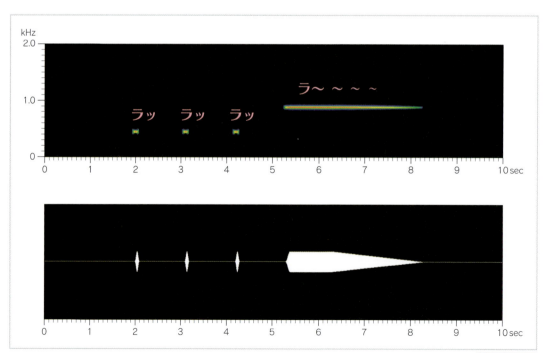

図2-1　NHKの時報模擬音のソノグラムと時間軸波形

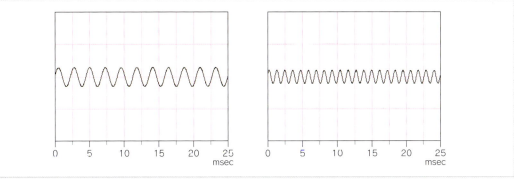

図2-2　時報音の時間軸拡大波形

があることがわかるが、これだけではどのような音か想像することができない。時間軸波形で音の特徴を知るためには時間軸拡大波形（時間軸を拡大して観察すること）が必要である。
❏**図2-2**は0.025秒（1秒の40分の1）分の波形の時間軸を引き延ばして示したもので、左の"ラッ"のところではサイン波の山が11個あり、1秒間で考えると440個、すなわち440Hzであることがわかる。同様に、右の"ラー"のところは22個の山があり880Hzであることがわかる。
❏このように、ソノグラムは一目瞭然で音を視覚的に理解するのに適している。

column 肺音の画像表示の歴史 *column*

❏古くから肺音を画像表示する試みは行われてきたが、その有用性を明確に示したのは1977年、米国のMurphyの発表した時間軸拡大波形（time-expanded waveform）表示である。Murphyは、1秒間の音を80cm時間軸とした波形表示により、副雑音（クラックル、ウィーズなど）を正常呼吸音から区別できることを明確に示した。この方法は今日においても肺音を分類する基本的な方法であるが、1秒の肺音を80cm、ほぼA3用紙横幅2枚分で表すことは日常臨床では現実的とは言えない。

❏一方、本邦ではこのMurphyの肺音図の発表と同じ1977年、工藤がサウンドスペクトログラムを用いた新しい肺音図法を発表している。それはアナログ方式のサウンドスペクトログラムに肺音と呼吸のフローを重ねて表示したもので、記録紙1枚に2.4秒分のデータが記録され、副雑音と呼吸位相の関係が読み取れる非常に有用な方法であった。しかし、これらの方法は専用の装置を要したこと、医療保険の裏付けがないことなどのため、長年、大学の研究室で行われる方法にとどまり、日常臨床に応用されることはなかった。

❏最近、パソコンと同等の高速演算機能をもったスマートフォンが普及し、工藤の用いたサウンドスペクトログラムはスマートフォン上でしかもカラー表示で実現することが可能になった。ちなみに、本書で用いたさまざまな肺音のほとんどはこのスマートフォンで収録したものである。

2 肺音を構成する3つの要素

❏ 前項では、純音(サイン波)を観察した。肺音には純音のほかに、いくつかの基本的な構成要素があり、本項ではそれを説明したい。それは、正常呼吸音を構成するランダム雑音、ウィーズを構成するサイン波、クラックルを構成するパルス波などである。

1. ランダム雑音＝砂嵐＝正常呼吸音

❏ 波形に規則性がない雑音で、その代表的なものは白色雑音であり、日常耳にするものとしては、昔のテレビやラジオが電波をとらえていないときに出る「シャー」という音である。肺音では、正常呼吸音がこのランダム雑音である。また肺音に混入することが多い筋音もランダム雑音(ただし低い周波数のみ)である。

❏ まず、白色雑音を見てみよう。

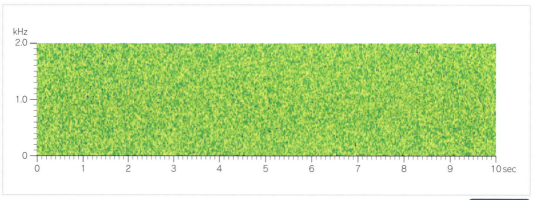

図2-3　白色雑音　　　　　　　　　　　　　　　　　　　　　　　　Web▶2

❏ 2kHz(2,000Hz)までしか表示していないが、まさに"砂嵐"で、すべての周波数に均等に音が分布していることがわかる(図2-3)。白色光をプリズムにかけてみるとすべての色の光の成分をもつのと同様に、すべての周波数成分を均等にもつランダム雑音が白色雑音である。

❏ これを聴いてみると、呼吸音より音調が高い感じがする。実際の呼吸音は肺で高い周波数成分が吸収されて聴診器をあてる胸壁まで達しないので、正常の肺胞呼吸音には1,000Hzを超える成分はほとんどない。つまり肺は低い周波数の音のみを通す低域通過フィルター(low-pass filter;LPF)であるとされている。それで、この白色雑音を低い周波数だけ通す低域通過フィルター(遮断周波数150Hz、12dB/oct)で処理すると、実際に呼吸音のような低調な柔らかい音になる(図2-4)。

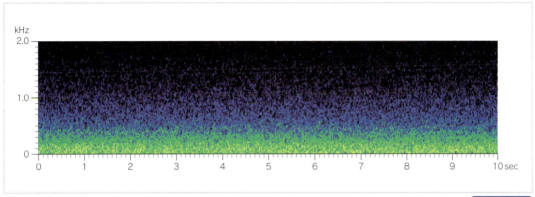

図2-4　白色雑音→フィルター（低域通過）処理　　　　　　　　　　　　　　Web▶3

❏ 呼吸音は時間的にこのような一様の音ではなく、吸気、呼気、吸気、呼気………と増減を繰り返す音である。ここで呼吸音の波形の大きさは呼吸の流量の2乗に比例することが知られている。白色雑音に、呼吸流量曲線（10秒あたり3回の頻度のサイン波で模擬）を2乗にしたもの（**図2-5上段**）を乗じた上で、上記フィルターをかけて生成したのが**図2-5下段**のソノグラムで、かなり呼吸音に近づいている。"砂嵐"から"砂山"になったような姿である。

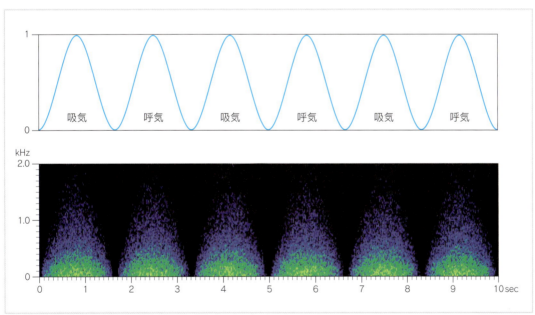

図2-5　白色雑音×呼吸流量変化　→フィルター（低域通過）処理　　　　　　Web▶4

❏ この図の成り立ちが理解できると、正常呼吸音のソノグラムの理解を深めることができる。すなわち、低い周波数が主体の呼吸音は高い周波数成分を吸収して通しにくい健常肺の存在を示している。逆に高い周波数成分まで強い呼吸音が認められるときは、コンソリデーション（肺が含気を失って硬化した状態）など、病的肺で高い音を通しやすくなっていることを示すことが理解できよう。

❏ 実際の呼吸は常に一定ではなく、速くなったり遅くなったりする。それで、**図2-6**では**図2-5**で乗じたサイン波の振幅を0.5倍、1倍、1.5倍と変化させて、呼吸流量の変化の影響を模擬的に示してみた。流量が増加すると、弱い高周波数成分もそれなりに強くなって山が高くなることが読み取れる。

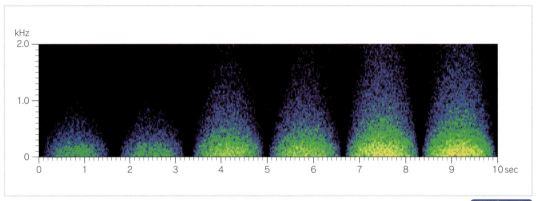

図2-6　呼吸流量変動の影響　　**Web▶5**

❏ 正常呼吸音は、気流が乱流になることにより生じる雑音で、発生部位は上気道から区域気管支にかけての気道であると考えられている。音源での音は本当の意味での白色雑音ではないが、広い周波数帯域のランダム雑音であることは間違いがないと思われる。胸壁上で聴かれる正常呼吸音（いわゆる肺胞呼吸音）は、吸気は葉気管支または区域気管支、呼気は中枢気道と考えられている。したがって呼気の呼吸音はその発生部位が胸壁と離れており、肺のフィルターの影響も強く受けるため弱くなるものと思われる。

2．サイン波（正弦波）＝横線＝ウィーズ

① 純　音

❏ 一定周波数のサイン波が続くのが純音である。**図2-7**はウィーズとロンカイの中間の周波数300Hzのサイン波である。周波数スペクトルは300Hzのみで、それが10秒間持続しているので、300Hzに水平線が延びている。このように、ソノグラムで横に線が延びることは、同じ周波数の音が続いていることを意味している。

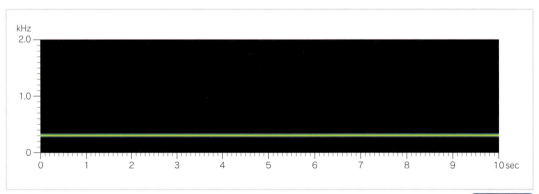

図2-7　サイン波（300Hz）　　**Web▶6**

❏ ウィーズは呼吸に伴って生じる副雑音であるので、このように長く持続することはなく、通常は正常呼吸音の中に重なって認められる。**図2-5**の模擬呼吸音を順に吸気、呼気と見立てて、呼気性のウィーズを模擬的に作成したのが**図2-8**である。このように呼吸の周期に一致して横に延びる線がウィーズである。

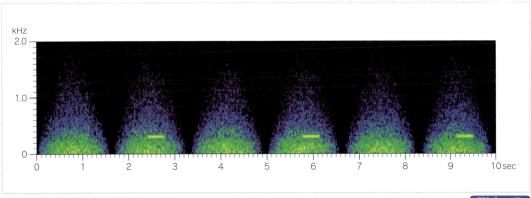

図2-8　模擬ウィーズ（サイン波300Hz）　　　Web▶7

② 倍　音

❏ 実際に肺音を収録すると、横線は1本ではなく、しばしば複数の横線が認められる。**図2-9**は300Hzの横線の上に600Hzに淡い横線が認められる。この600Hzの横線は、始まりと終わりが一致しており、しかも周波数が300Hzのちょうど2倍である。このような成分を倍音（高調波）と呼び、元の周波数（ここでは300Hz）を基本周波数、その周波数の音を基音と呼ぶ。この例では2倍音だけであるが、整数倍であればよい。

❏ 一体どのような音なのか。この倍音を伴う音の波形（**図2-10右**）を300Hzの純音（**図2-10左**）と比較してみよう。一見するとほとんど変わらないが、倍音を含むほうは少し形で歪んでいる（立ち上がりが少し早い）ことがわかる。このようにサイン波に少しでも歪みがあると、それが周波数スペクトルとしては倍音として現れる。

実際、この歪んだサイン波は300Hzのサイン波に振幅が8分の1の600Hzのサイン波を足し合わせて作成している。この例では基音（300Hz）は強く、倍音（600Hz）ははるかに弱いが、このような場合は純粋のサイン波とさほど形状は変わらない。

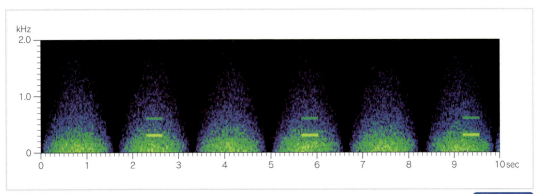

図2-9　倍音をもつ模擬モノフォニック・ウィーズ（変形サイン波300Hz）　　　Web▶8

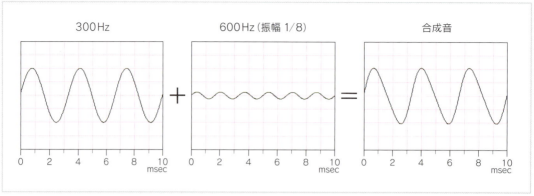

図2-10　時間軸波形：サイン波と倍音サイン波からの合成音生成

- ウィーズの波形は基本的にサイン波様であるとされており、**図2-8**のように基音のみ（歪みのない波は本来ないと思われるので倍音が弱くて見えないという意味）か、**図2-9**のように強い基音と少数の弱い倍音からなるのが原則と言える。重要なことは、倍音はいくつあっても1つの基音からなる音は1つの部位から生じた音であること（ウィーズの場合これをモノフォニック・ウィーズと呼ぶ）である。

③ 複数の周波数のサイン波

- 気管支喘息発作では複数の部位からサイン波様の音（ウィーズ）が生じることが多い。その場合、発生部位によって発生する音の周波数は異なるので、複数の基本周波数のサイン波が認められることになる。それらが倍音を持つことも持たないこともある。
- **図2-11**は、300Hzと500Hzのサイン波が重なって認められる例であり、このようなウィーズをポリフォニック・ウィーズと呼ぶ。これに対して1つのサイン波の場合は倍音がいくつあってもモノフォニック・ウィーズと呼ぶ。横線が1つの場合はモノフォニックで間違いがないが、複数の横線がある場合は、周波数がちょうど整数倍で時間的にも一致すればモノフォニック（倍音あり）、そうでなければポリフォニックということになる。この区別は、音源が1つか複数かを区別するものであり、臨床的に重要である。

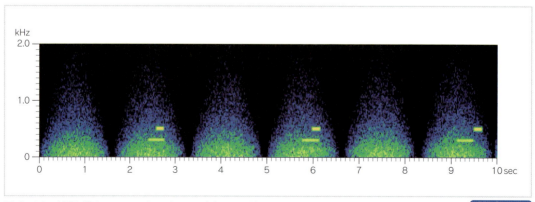

図2-11　模擬ポリフォニック・ウィーズ（サイン波300Hz、500Hz）

Web▶9

④ 周波数の変動するサイン波

- 気管支喘息で認められるウィーズは、その周波数が一定ではなく変動することが多い。その場合、ウィーズを示す横線は、当然のことながら斜めに走ることになる。**図2-12**はそのような例で、サイン波の周波数が500Hzから350Hzまで連続的に変化する合成音を示している。倍音を有する場合は、その倍音も平行に走る線（例えば1,000Hzから700Hz）になる。
- 実際に見られるウィーズは、特に典型的な喘息発作の場合たくさんの線が重なって複雑な様相を呈するが、ここまでに述べた要素を把握しておくと、比較的容易に解読できるであろう。

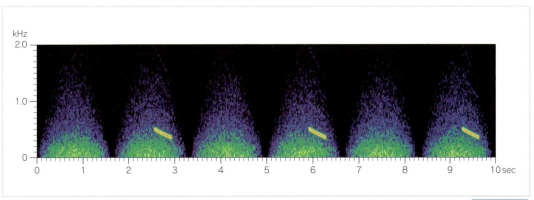

図2-12　周波数が変動する模擬ウィーズ（サイン波 500Hzから350Hz）　　Web▶10

3. パルス波形＝縦線＝クラックル

- クラックルは閉鎖した気道が息を吸い込むときに急激に開放する際に発生する音とされている。その波形は瞬間的に生じる鋭い波形で、ここでは持続時間1msecのパルス波形（1kHzのサイン波の1周期分を切り出したもの。**図2-14**）を模擬として用いた。**図2-13**は0.5秒ごとにこのパルス波形を発生させたときのソノグラムである。0.5秒ごとに縦に走る線が認められるのがそのパルスを表している。低い周波数から高い周波数まで伸びている。

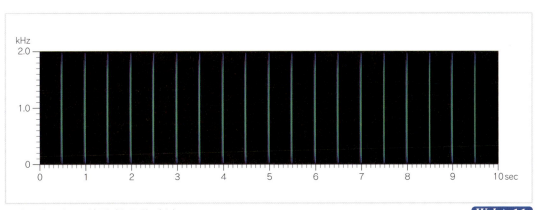

図2-13　パルス波形（0.5秒ごと）　　Web▶11

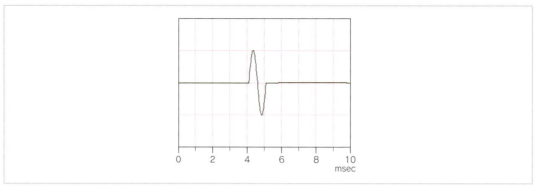

図2-14 時間軸波形：パルス波形（1msec）

❏ パルス波形とは急激に生じる短時間の波形の総称で、パルス波形の1つの純粋型はインパルスである。それは時間軸波形では平坦な基線上に1本の上に伸びる線で表されるが、このインパルスは周波数成分からみると実は白色雑音と同じで、すべての周波数成分を均等に含んでいる。さまざまな周波数のサイン波をランダムに足し合わせていくと白色雑音になるが、さまざまな周波数のサイン波をある時点で山の頂点をそろえて足し合わせていくとインパルスになることはクラックルの例（**図2-22**、p.25）からも想像できよう。

パルス波形は、実際の波形の形にかかわらず、さまざまの周波数成分を含み瞬間的な短い時間にエネルギーが集中しているためこのような低い周波数から高い周波数まで及ぶ縦線になる。

❏ 実際のクラックルは、呼吸と関連して生じるので、仮に吸気後半に集中してみられるクラックルとして構成すると**図2-15**のようになる。ただし実際には肺で高周波数成分が吸収されるのでここまで明確な線になることは少ない。

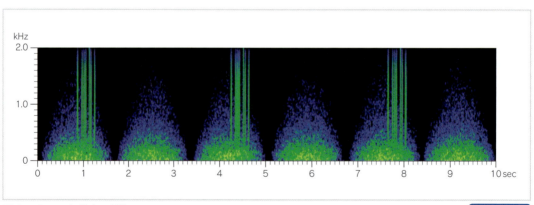

図2-15 吸気後半の模擬クラックル　　　　　　　　　　　　　　　　　**Web▶12**

4．パルス列＝横縞＝ロンカイ

❏ 前項ではパルス波形でクラックルを近似して、クラックルのソノグラムを理解した。実際のクラックルは時間的には不規則にパラパラと出現する。密集して出現するときも時間的な規則性はない。このクラックルのような波形が密集して規則正しく出現することがある。実はそれがロンカイなのである。

❏ ロンカイについては、波形で定義する立場と、周波数で定義する立場とがあり、現在のところ統一されていない。波形で定義する立場は、急激に減衰する周期性波形（rapidly damping periodic waveforms, series of rapidly dampened sinusoids）などと定義している。

❏ それでは、前項で用いたパルス波形を0.01秒ごと、つまり100Hzの頻度で発生させて、そのソノグラムを見てみよう（**図2-16**）。

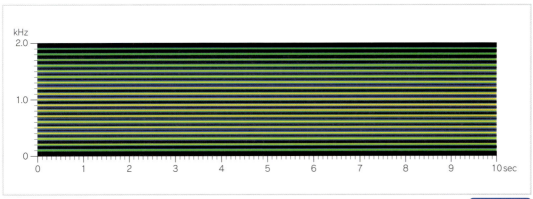

図2-16　パルス列（基本周波数100Hz）　　　Web▶13

❏ 100Hz、200Hz………と等間隔で横線が延びている。パルス列のソノグラムはこのように、基本周波数の整数倍のところに多数の横縞ができることが特徴で、縞を構成する線の間隔が基本周波数、すなわちパルス波形が繰り返す周波数を表している。ウィーズのようにサイン波に近い波形は基音が強く、倍音は弱く数も少ないが、パルス列の場合はサイン波からかけ離れており、基音は必ずしも強いわけではなく、倍音の数が多くかつ強いことが特徴である。

❏ さて、実際のロンカイはこのように長くは続かないので、呼気にみられるロンカイをこのパルス列を使用して模擬的に作成してみよう。ロンカイは太い気道で発生し、胸壁上で聴取するときは肺で高周波数成分が吸収されてしまうと思われるので、パルス列に低域通過フィルターをかけた上で（**図2-17右**）、呼気にそれを加えてみよう。横縞はフィルター処理により1kHz程度から上は見えなくなっているが、ロンカイでみられるソノグラムは実際これに類似している（**図2-18**）。

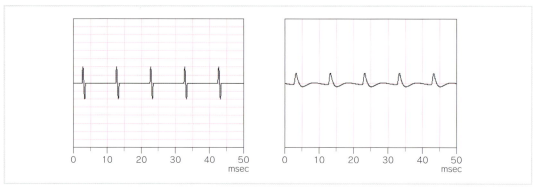

図2-17　パルス列（左）と低域通過フィルター処理後のパルス列（右）

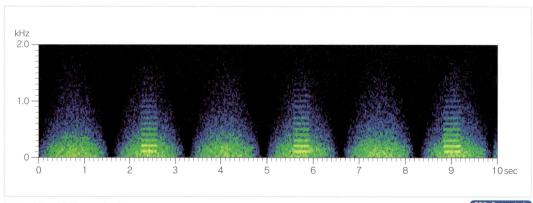

図2-18　模擬ロンカイ　　　　　　　　　　　　　　　　　　　　Web▶14

❏ 同じパルス波形が、前項では縦線（突発音）、ここでは横縞（連続音）に見えるのは奇異に思われるかもしれない。違いは規則的にパルスが出現しているかどうかで、高い頻度で規則的に出現していれば連続音ということになる[※1]。実際の聴診でも、痰があってコース・クラックルが繰り返すとき、ロンカイと言うべきかクラックルと言うべきか迷うことがある。

Advanced

※1　このような場合にソノグラムが縦線の繰り返しになるか、横縞になるかは実はソノグラムの時間分解能に左右される。周波数解析は一定時間（これを解析時間窓という）のデータを取り出してFFT（高速フーリエ変換）などにより行われる。図2-17のように50msecの解析時間窓の中にパルスが同じ時間間隔で複数個並んでいるパルス列は周期性波形であり、周波数解析を行うと、パルスの出現間隔の逆数を基本周波数としその倍音とから構成される音という結果になる。同じような波形がその前後も続けば当然横縞になる。しかし解析時間窓を極端に短くすると、例えば5msecにすると、パルスがあるところは縦線になり、ファイン・クラックルのような縦線が等間隔で並ぶことになる。実際には解析時間窓を短くすると時間分解能は良くなるが周波数分解能が悪くなるので、極端に短い時間窓は用いられず、通常の周波数のロンカイは横縞になるが、逆にファイン・クラックルが短時間、規則的に出現して非常に短い横縞が現れることは臨床上しばしば経験される。

肺音図をより深く理解するために

時間軸波形と周波数

- 本書ではソノグラムを肺音図として用い、それを直感的に理解することを目的に記述した。ソノグラムは、音を周波数ごとに分解し、各周波数成分の強さの変化を時間経過に従って示したものであるが、なぜ音がこのように表されるのか疑問に感じる読者も多いことと思われる。その原理を理解するために、基礎となる時間軸波形と周波数の関係について説明しておきたい。

- 音は空気を伝わる振動であり、それをマイクでとらえるときは気圧の微細な変動として感知している。この気圧の変動の時間経過を表したものが時間軸波形で、横軸が時間経過（時間軸）で、縦軸は、真ん中を0として、大気圧からの圧力の変動（これを音圧という）を表している。通常、音の波形という場合はこの時間軸波形を指す。図2-19は気管呼吸音の時間軸波形を0.05秒（50msec）分表示している。

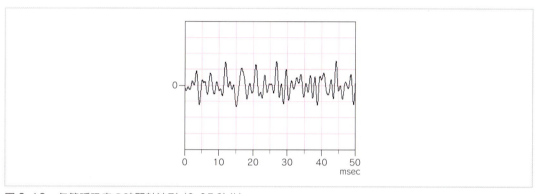

図2-19　気管呼吸音の時間軸波形（0.05秒分）

- この波形は複雑で、どのように言い表せばいいかよくわからないような波形である。そこでまず、音の波形で最も単純な純音の波形を見てみよう。音叉をたたいたときに発生する音は純音で、その波形はサイン波と呼ばれる最も基本的な波形である（図2-20右）。サイン波

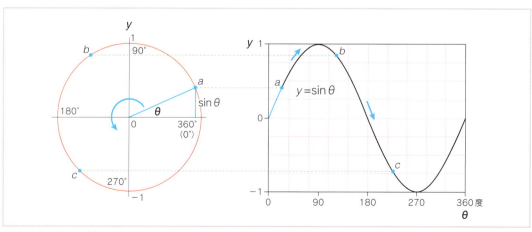

図2-20　サイン波

は、図2-20左のように時計の針を3時から反時計回りに回したときの針先のy軸上の高さ（sin θ）の変化を連続的に0〜360°まで表示したものと言うことができる。図は長さが1の針を1回転させた場合である。

❏ サイン波の特徴を表すものとして、振幅と周波数がある。

振幅は0点からの山の高さを言うので、図2-20のサイン波では最大振幅は1になる。振幅が高いほど"強い音"ということになる[※2]。

周波数はサイン波が1秒間に何個出現するかを表し、図2-20の時計の針で言えば1秒間に時計の針が回る回数である。針が1秒間に1回まわれば1Hz、100回まわれば100Hzである。周波数が高いほど"高い音"ということになる。図2-21に2Hzの波形の例と5Hzの波形の例を示した。

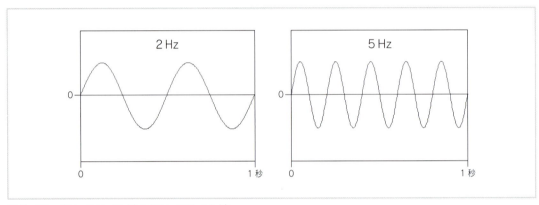

図2-21　2Hzのサイン波と5Hzのサイン波

❏ このように単純なサイン波を時間軸波形で解析することは容易である。しかし、実際の音の波形はこのようなきれいな波形であることはむしろまれである。そこで用いられるのが周波数分析であり、その方法としてフーリエ変換がある。フーリエ変換を数式で理解することは医療従事者の私たちには容易ではないが、ここでは、どのように複雑な波形でもサイン波に分解してくれる優れた方法と理解しておけばよい。不規則な呼吸音波形でもクラックルでもさまざまな周波数のサイン波の足し合わせとして表現できる。

Advanced

[※2] 実際には音の強さは最大振幅（最大瞬時音圧）ではなく、実効値（実効音圧）で表す。実効値とは信号の2乗平均値の平方根（root mean square；rms）のことである。図2-20の縦軸の単位がPa（パスカル）であれば、$1/\sqrt{2}=0.707$ Paが実効音圧で、この実効音圧のことを普通は「音圧」という。家庭用のコンセントに流れる電源の電圧は日本では100ボルトとされているが、実はこれもサイン波で、瞬時の電圧は＋141ボルトから－141ボルトの間で変動していて、その実効電圧が最大値を$\sqrt{2}$で割った値の100ボルトなのである。さらに音圧の場合はこのような絶対値としてではなく、対数値（デシベル；dB）で表すことが多く、このときは「音圧レベル」という用語が用いられる（デシベル、音の強さの単位についてはp.196を参照）。

❏ **図 2-22** は実際の肺音の例で、間質性肺炎患者のファイン・クラックルの時間軸波形をサイン波に分解（これがフーリエ変換[※3]）、さらに分解して得られたサイン波を低い周波数成分から高い周波数成分まで順次足し合わせていくと原波形を再現できる（フーリエ逆変換）ことを示したものである。サイン波に似ても似つかないクラックルの波形が、このような規則正しいサイン波の足し合わせで表現できることは不思議と言うほかない。

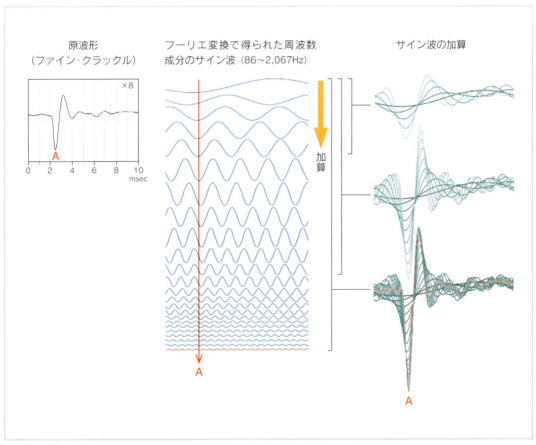

図 2-22　クラックル波形のサイン波への分解／サイン波の加算による波形再現

分解して得られたサイン波を上から下へ周波数が高くなるように順に並べている。周波数ごとに振幅（波の高さ）、初期位相（左端の時点での**図 2-20** の時計の針の角度）が異なっており、その組み合わせであらゆる波形を再現できる。
クラックル波形の鋭い谷（A）に注目すると、分解して得られたサイン波は、Aの部分ではどの周波数成分も下向きの部分で、足し合わせると大きな谷になることが理解できよう。他の部分ではたいていは谷と山が向かい合ったりずれたりしているため、足し合わせたときにこのような大きな山や谷にはならない。

Advanced ....

※3　フーリエ変換では実際には各周波数のサイン波の振幅と位相特性が得られ、その振幅の2乗値がパワースペクトルであり、ソノグラムはそのパワースペクトルの変化を時間軸上に色合いで示したものである。なお、パワースペクトルは単位時間当たりの各周波数成分のエネルギーに相当する。dBで表すことが多い。

❏ このように周波数解析で得られた周波数成分の強さの分布を表示する方法として<u>パワースペクトル表示</u>がある。それは横軸を周波数、縦軸を強さ（振幅）として、周波数ごとの成分の強さを表わしたものである。強さは対数表示（dB）されることが多い。通常は一定時間の加算平均をしたうえで表示される。

❏ **図2-23**はクラックルのパワースペクトルの例で、450Hz付近にピークがあることがわかる。

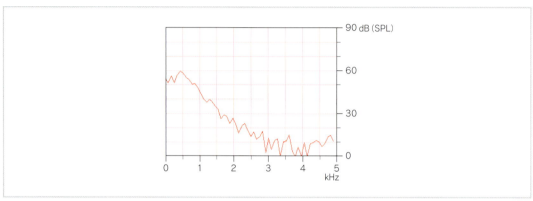

図2-23　クラックルのパワースペクトル表示

第I部 実践編

第3章
聴診トレーニング
── 肺音種類別 ──

　本章では、現行の肺音分類に基づく各種肺音の典型例を提示した。第2章で学んだ模擬肺音図が、ここでは実際の肺音図となり、それと耳で聴いた聴診音とを結びつけることにより、聴診のスキルを磨くことができる。本章の目的は、肺音を耳で聴くと目の前に肺音図が浮かび、肺音図を見るとその音を想像できることである。

A 正常呼吸音

A. 正常呼吸音
気管呼吸音（成人、頸部）

1 聴診部位

- 頸部で広く聴取されるが、特に甲状軟骨の両側および下方部は気管に近く音圧が強い。

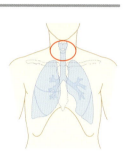

2 特徴と発生機序

- 白色雑音様の音で、肺野で聴取される呼吸音に比較して高い周波数成分が多く、1〜2kHz以上に及ぶ。
- 声門などの上気道、気管、大気管支などで生じる乱流雑音で、吸気、呼気とも非常に強い。
- 声門は吸気で広く、呼気でやや狭くなるため、呼気でより強くまた高調に聞こえることが多い。
- 筋音（呼吸筋の収縮による音；200Hz以下）の混入が少なく高周波数成分が多いため、吸気と呼気が明確に区別される。
- 安静呼吸でも明確に聴取され、前胸部の呼吸音と比較すると、気管呼吸音の音圧は0.2〜0.4kHzで約10dB、0.4〜1.6kHzで約20dB強い。そのため呼吸のモニタリングに適している。

3 肺音の解析

- 安静呼吸、深呼吸ともに、ソノグラム上、1kHzまで比較的均一なスペクトル分布が認められる。
- 流速が増加すると、より高い周波数帯域までその分布が拡大する。
- 吸気（▶）と呼気（▶）の山の間に大きな谷が認められるのは、この部分でほとんど流速が0になるためである。ちなみに呼吸音の音圧は流速の2（〜3）乗に比例する。
- ※1および※2部分の時間軸波形はいずれも不規則な波形である。

第3章 聴診トレーニング ── 肺音種類別 ──

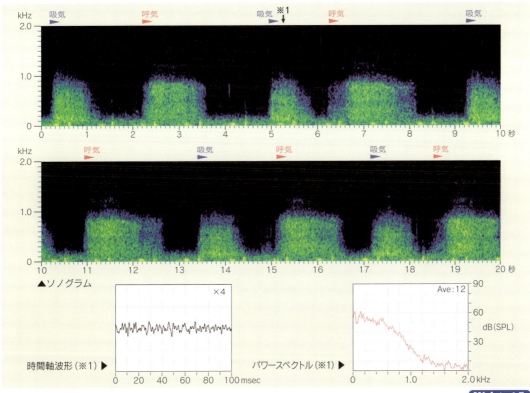

▲ソノグラム

気管呼吸音（成人、頸部）、安静呼吸

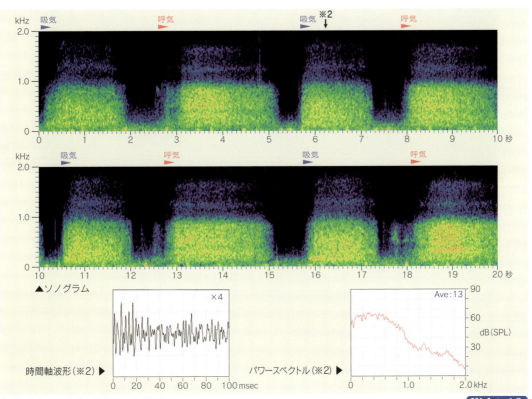

▲ソノグラム

気管呼吸音（成人、頸部）、深呼吸

A. 正常呼吸音

気管支呼吸音（成人、前胸部上肺野）

1 聴診部位

- 中枢気道に近い部位、すなわち前上胸部（特にその内側部分）や肩甲間部で聴取される。

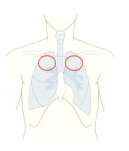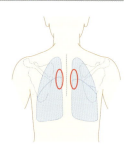

2 特徴と発生機序

- 気管呼吸音に比べると弱く柔らかい音である。
- 深呼吸では明確に聴取されるが、安静呼吸では弱く聞こえにくい。
- 下肺野で聴取される呼吸音との違いは、呼気が明瞭に聴取されることである。
- 肺野での呼吸音は、吸気は葉気管支より末梢の気管支、呼気は中枢気道で生じると推測されており、前上胸部では中枢気道が近接しているため呼気も明瞭に聞こえる。
- 音源では白色雑音に近い音と思われるが、肺で高い周波数成分が吸収され伝わらないため、低い音が主体になる。
- 深呼吸で吸気の終末にかけて低周波数の成分が増えるのは呼吸筋の収縮による音（筋音）が混入するためである。
- "気管支呼吸音" の用語は、疾患肺での伝達特性の変化による高調で呼気音が増強した異常呼吸音にも用いられている。ただし、欧州呼吸器学会のCORSA (Computerized Respiratory Sound Analysis) ガイドラインでは、その用語は混乱を避けるため使用すべきでないとしている。

3 肺音の解析

- 安静呼吸で0.6kHz程度まで、深呼吸で1kHz程度までのスペクトルの山が認められる。
- パワースペクトルでは0.2kHz以上の帯域は減衰する。
- 呼気（▶）の呼吸音が強く、吸気と呼気とが同程度の山を形成しているのがこの部位での肺野呼吸音の最大の特徴である。
- また吸気（▶）において高周波数成分が下肺野の呼吸音に比較するとやや強いことも特徴である。
- 深呼吸の第1吸気の終末部の低周波数のスペクトル（2秒から3秒にかけて）は呼吸筋の収縮による筋音である（Ⓐ）。
- 時間軸波形（※1、※2）では、気管音と比較すると、安静、深呼吸とも振幅が小さい。また細かい波が少ないことは高い周波数成分が少ないことを示している。

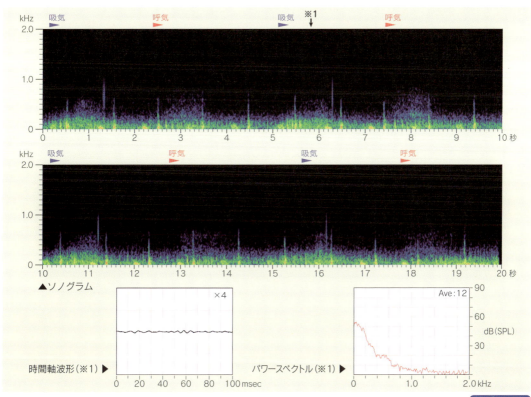

気管支呼吸音（成人、前胸部上肺野）、安静呼吸

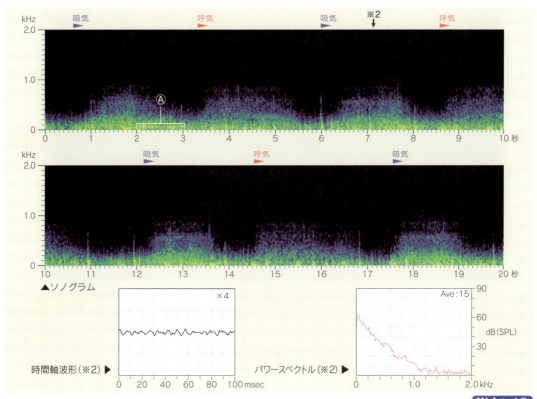

気管支呼吸音（成人、前胸部上肺野）、深呼吸

A. 正常呼吸音

肺胞呼吸音（成人、下肺野）

1 聴診部位

- 前胸部下肺野、背側の中下肺野の広範な領域で聴取される。

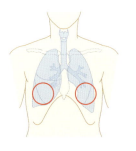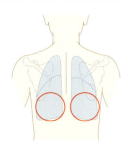

2 特徴と発生機序

- 気管呼吸音に比べると弱く柔らかい音である。深呼吸では明確に聴取されるが、安静呼吸では弱く聞こえにくい。
- 呼気の呼吸音は非常に弱く、ほとんど聴取できないことも多い。
- 吸気の呼吸音は葉気管支から区域気管支が発生部位とされており、聴診器をあてている領域の局所換気を反映する。一方、呼気呼吸音は中枢気道で生じると推測されており、下肺野では音源から遠いため非常に弱くなる。
- 吸気も呼気も呼吸音はその音源では白色雑音に近い音と思われるが、肺で高い周波数成分が吸収されて伝わらないため、低い音が主体になる。
- また深呼吸で吸気の終末にかけて低周波数の成分が増えるのは呼吸筋の収縮による音（筋音）が混入するためである。
- なおCORSAでは、呼吸音が肺胞から発生することはないため"肺胞呼吸音"という用語は使用せず、"正常呼吸音（normal breath sound）"と記載するように勧めている。

3 肺音の解析

- 吸気（▶）では、安静呼吸でも深呼吸でもソノグラム上は0.7kHz程度までのスペクトルの山が認められる。パワースペクトル（※1、※2）でみると0.2kHz以上では減衰していくことがわかる。
- 一方、呼気（▶）は高い周波数成分を欠いており、また低い周波数成分は吸気終末の筋音や低周波の環境雑音と重なるため、その区間を明確に示すことはできない。

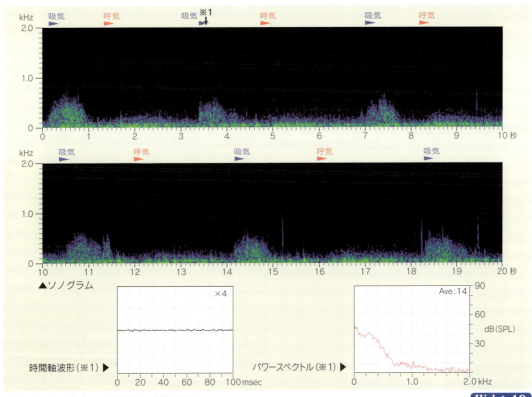
肺胞呼吸音（成人、下肺野）、安静呼吸

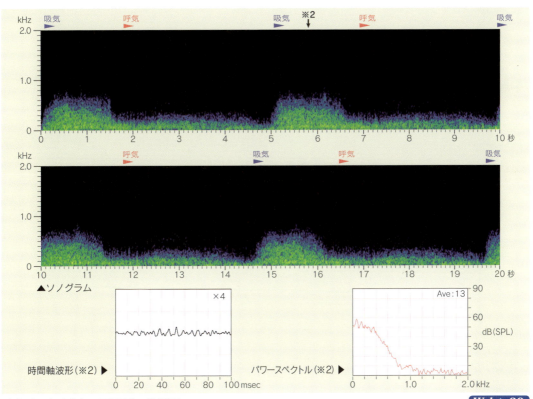
肺胞呼吸音（成人、下肺野）、深呼吸

A. 正常呼吸音

肺胞呼吸音（乳児5か月、幼児14か月）

1 聴診部位

❏ 前後胸壁の下部。

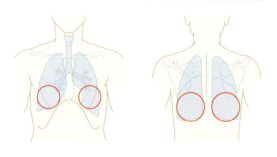

2 特徴と発生機序

❏ 成人の正常呼吸音と比較すると、乳幼児の正常呼吸音は強くかつ音調が高く聞こえる。これは、肺が小さく、胸壁も薄く、呼吸音が伝わりやすいためと考えられている。そのため、乳幼児では成人と異なり、普通の安静呼吸でも肺野での呼吸音（肺胞呼吸音）は明確に聴取することができる。

❏ 周波数については客観的に計測した研究で、年少者ほど高い周波数成分が強くなることが知られている。

❏ 吸気と呼気を比較すると、乳幼児でも明らかに呼気呼吸音の方が弱いが、成人ほどではなく、呼気も明瞭に聴取される。

3 肺音の解説

① 乳児例

❏ 吸気（▶）では1.6kHz程度まで、呼気（▶）でも1.2kHz程度まで周波数スペクトルが認められ、強くかつ高調な呼吸音である。成人に比較し明らかに周波数分布が高いところまで認められる。

② 幼児例

❏ 吸気（▶）では1.2kHz程度まで、呼気（▶）で1kHz程度まで周波数スペクトルが認められる。乳児ほどではないが、成人より周波数が高いことは同様である。授乳中であるため、吸気と呼気の間隔があいているところが多い。

第3章 聴診トレーニング ― 肺音種類別 ―

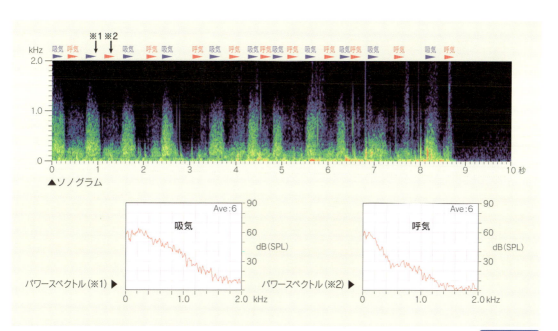

5か月乳児、肺胞呼吸音

Web ▶ 21

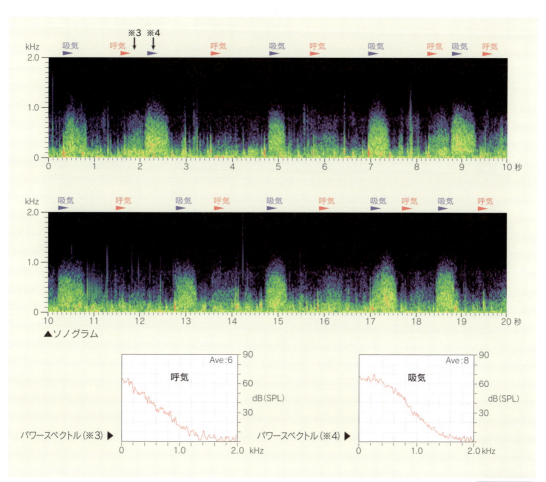

1歳2か月児、肺胞呼吸音

Web ▶ 22

21 　22

B 異常呼吸音

B. 異常呼吸音
肺野呼吸音の高調化（いわゆる気管支呼吸音化）

1 聴診部位

- コンソリデーション（肺炎や容積の保たれた無気肺など）の病変部上の胸壁で聴取される。左右の同部位を比較することで、異常呼吸音の存在が明確になる。

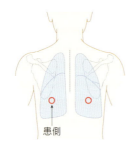
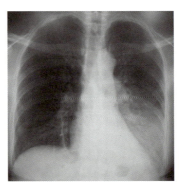

症例写真（胸部X線）
大葉性肺炎。

2 特徴と発生機序

- 正常の肺胞呼吸音は、吸気は明確に聴取されるが、呼気はそれより著しく弱く聞こえないことも多い。
- 肺のコンソリデーションが生ずると、その近傍では呼気呼吸音が吸気呼吸音と同等に強く聞こえるようになる。また、高い周波数成分が増加し、吸気も呼気も呼吸音が高調に聞こえるようになる。この現象は、正常では高い周波数を遮断し低い周波数を通過させる低域通過フィルター（low-pass filter）の特性を持った肺実質が硬化し、伝達特性が変化して、高い周波数を通過させるようになったことによって生じる。
- なお、CORSAは気管支呼吸音という用語を使用しないように勧告したが、便利な用語であり、現在はまだ使用されている。

3 肺音の解析

① 患　側

❑ コンソリデーションがある患側では、吸気・呼気とも1.5kHz程度まで呼吸音スペクトルが広がっている。また吸気、呼気の呼吸音が同程度の強さで認められる。これらの所見は下肺野の呼吸音としては明らかに異常である。また、吸気首のパワースペクトル（※1部分）では、通常は減衰して弱いはずの0.6～1.2kHz付近の帯域に強いスペクトルが認められる（Ⓐ）。

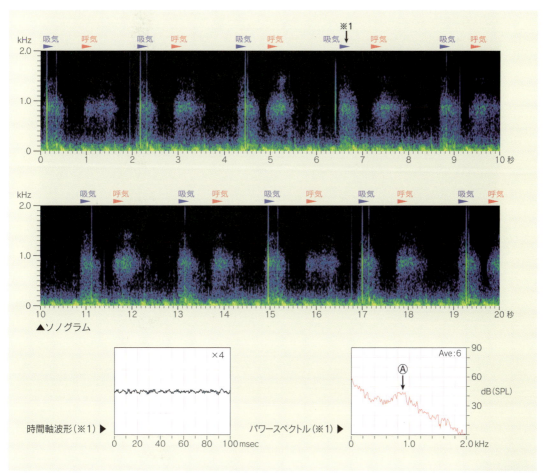

▲ソノグラム

患側：肺野呼吸音の高調化（いわゆる気管支呼吸音化）　　Web▶23
（ソノグラムの後半の10～20秒は、前半の10秒を編集し繰り返している）

② **対側(健側)**

❏ これに対して、対側の同部位では吸気呼吸音は0.5kHz以下のスペクトルが主体で1kHz以上のスペクトルはほとんど認められない。また呼気はソノグラム上、呼吸音を指摘することができない(呼気開始の矢頭▶は推測である)。これらの所見は正常肺胞呼吸音の性状である。パワースペクトル(※2部分)も0.2kHz以上の帯域が減衰する普通のパターンである。

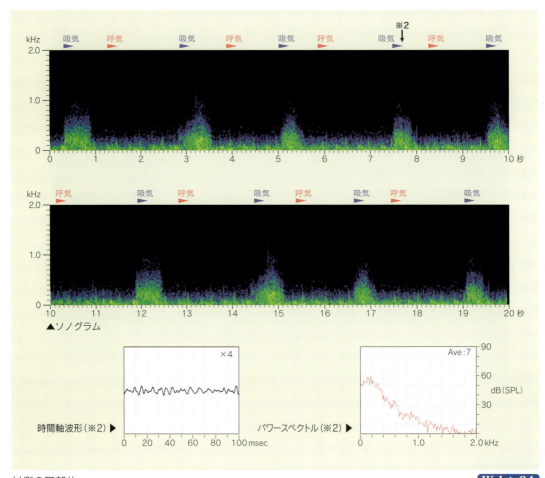

▲ソノグラム

時間軸波形(※2)▶　　パワースペクトル(※2)▶

対側の同部位　　　　　　　　　　　　　　　　　　Web▶24
(ソノグラムの後半の10〜20秒は、前半の10秒を編集し繰り返している)

B. 異常呼吸音

減弱と増強

1 聴診部位

❏ 気胸、大量胸水、巨大嚢胞などがあると、その部位近傍の呼吸音が減弱する。

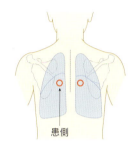
患側

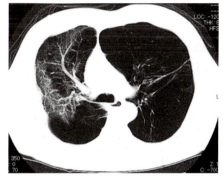
症例写真（胸部CT）
重症のCOPD。左中肺野で気腫性嚢胞が多発し、肺実質がほとんど認められない。

2 特徴と発生機序

❏ 呼吸音の音源を胸壁から遠ざけ、また呼吸音の伝達を妨げる占拠物があると胸壁上で聴取される呼吸音は減弱する。

❏ また呼吸音の音圧は呼吸流速の2乗（高い周波数帯域では〜3乗）に比例するため、その強弱は呼吸の仕方で大きく変わる。正常者がゆっくりと浅い呼吸をすると、肺野上では呼吸音はほとんど聴取できないくらい減弱する。逆に正常者が速く深い呼吸をすると、呼吸音は増強する。

❏ COPDなど病的肺で換気の不均等分布が強いときは、換気低下部位では呼吸音が減弱し、比較的健常な部位では換気が集中し呼吸音が増強することもある。

❏ 呼吸音の減弱・増強を決めるためには、一定の呼吸の仕方で胸壁上の多くの部位を順次聴診し、特定の部位で他部位と比較して弱い、または強いときに異常と認定できる。また、十分に速い深呼吸のもとで呼吸音がほとんど聴取できないときは減弱していると判定することができる。

3 肺音の解析

☐ 気腫性嚢胞が多発している側では、吸気・呼気とも0.6kHz程度まで呼吸音スペクトルがかすかに認められるのみである。この呼吸音は非常に弱く、聴診器音1ではほとんど聴取できない。時間軸波形はほとんど平坦である。

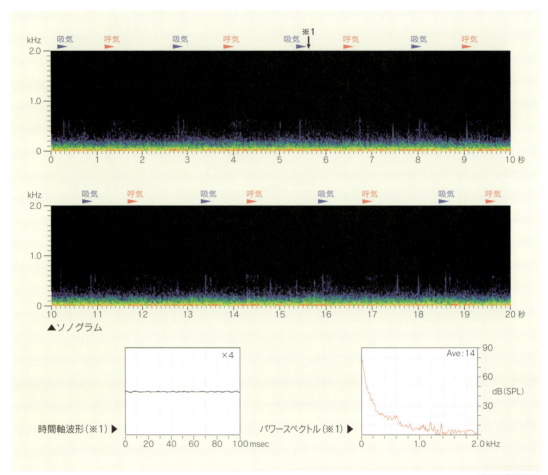

▲ソノグラム

COPD（患側、左中肺野）

❏ 一方、肺実質が残存する側では、吸気・呼気の呼吸音スペクトルの山（～0.8kHz）が明確に認められ、吸気の方が呼気よりやや強いこの部位としては普通のパターンを呈している。この2か所の呼吸音は安静呼吸で同時測定したものであるが、肺機能低下が著しいため深呼吸でも流速増加はわずかで、同等の所見であった。

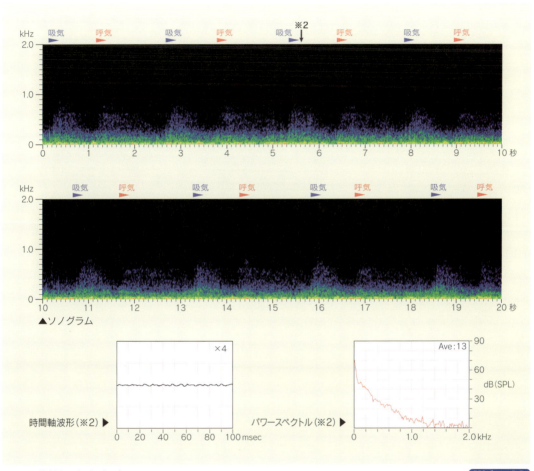

▲ソノグラム

COPD（対側、右中肺野）

C 副雑音

C. 副雑音　断続性ラ音
ファイン・クラックル（fine crackles）

1 聴診部位

- 重力依存性で、重力で押しつぶされる傾向のある部位、すなわち座位では肺底部、仰臥位では背部で聴取されやすい。

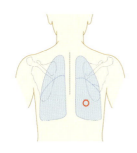

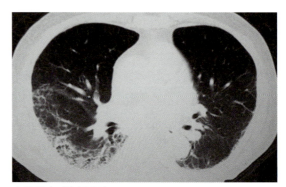

症例写真（胸部CT）
慢性過敏性肺炎。

2 特徴と発生機序

- ベルクロ・ラ音とも称されるように、血圧計のカフをはがすときのような、高調でかつ密な断続音で、吸気のいずれかの時相で始まり、吸気終末まで持続することが多い。たばねた髪の毛を指と指の間にはさんでこするときに生じる音に似るため捻髪音とも言う。
- 虚脱した末梢気道が吸息に伴う胸腔内圧低下により急激に開放されることによって生じると考えられている（☞p.174）。
- 個々のクラックルは流速とは無関係で、一定の胸腔内圧または一定の肺気量で発生するので、呼吸音と異なりゆっくり吸い込んでも同等の音が発生する。
- CORSAでは2周期分の時間（2CD；two-cycle width）が10msec未満のものをファイン・クラックルと定義している（☞p.173）。
- 呼気でも、末梢気道が閉塞する音としてまばらに聴取されることがある。末梢気道の閉塞は重力に依存するので体位の影響を受ける。
- 特発性肺線維症（idiopathic pulmonary fibrosis；IPF）、アスベスト肺、非特異性間質性肺炎（nonspecific interstitial pneumonia；NSIP）、肺水腫（初期）などで聴取される。

3 肺音の解析

- 吸気呼吸音の山に重なる細い縦の線がファイン・クラックルで（Ⓐ）、それは吸気開始からしばらく経って出現し、吸気の終末近くまで認められる。その縦の線は2kHz以上まで伸びているものが多い。
- ※1部分の時間軸拡大波形では、小さなクラックルが4つ認められ、それぞれのクラックル波形の2CDは5msec程度で、波形計測上もファイン・クラックルの所見に一致している。
- 呼気ではクラックルは認められないが、呼吸音が増強し高調化しており（Ⓑ）、肺実質の硬化により高い周波数の呼吸音が伝達しやすくなっていることを示している。

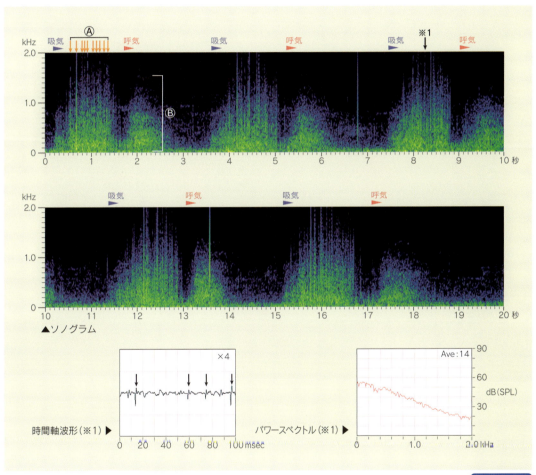

▲ソノグラム

時間軸波形（※1）▶　　　　パワースペクトル（※1）▶

ファイン・クラックル（慢性過敏性肺臓炎）

❏ 同じ部位で体位を前傾姿勢として測定するとファイン・クラックルは著明に減少しており（Ⓒ）、重力依存性を示している。

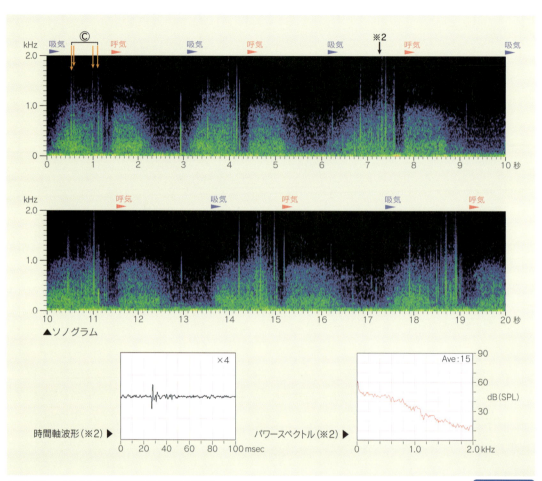

▲ソノグラム

ファイン・クラックル（同症例の前傾姿勢）

C. 副雑音　断続性ラ音

コース・クラックル（coarse crackles）

1 聴診部位

- 重力依存性はなく、病変部位近傍の比較的広い範囲で聴取される。
- COPDでの吸気早期のクラックルは主に肺底部で聴取される。

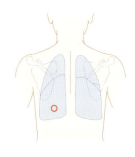
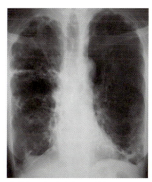

症例写真（胸部X線）
気管支拡張症。

2 特徴と発生機序

- 吸気にも、呼気にも聴取され、またファイン・クラックルに比べるとまばらなことが多い。比較的太い気管支の虚脱からの急激な開放によって生じる場合と、気道分泌物の膜の破裂によって生じる場合の両方があると考えられている（☞p.174）。
- 気管支拡張症では、吸気に広範に認められるが、吸気終末には少ないこと、呼気でも認められることなどが知られている。
- COPDでは頻度は少ないが認められることがあり、それは下肺野のみで聴取され吸気早期に限局することが多い。
- 閉塞性細気管支炎では広範囲の肺野で認められ、吸気早期に限局することが特徴とされている。
- 時間軸計測では、CORSAは2周期分の時間（2CD）が10msec以上のものをコース・クラックルと定義している（☞p.173）。
- 閉塞した気道の開放音の場合は恒常的に認められるが、気道分泌物による場合は咳嗽により減少する。気管支拡張症の場合は両方の機序が働いていると考えられている。

3 肺音の解析

- 呼吸音の山に重なる縦の線がクラックルで、太い縦線と細い縦線が混在している。吸気（▶）では前半の方が多い（Ⓐ）。呼気（▶）でもまばらに認められる（Ⓑ）。呼気ではロンカイを示す横縞（Ⓒ）も一部で認められる。
- ※部分の時間軸拡大波形では、1つ目のクラックルは2CDが5msec程度、2つ目のクラックルは15msec程度で、さまざまな周期のクラックルが混在していることがわかる。
- 時間軸計測の結果は、実際にはこのように一様ではなく、また、聴診器を通すと高周波数帯域がカットされるため2CDが延長するなど、必ずしも絶対的なものではない。

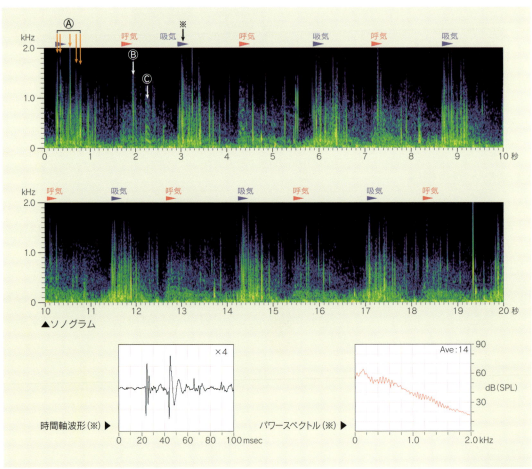

コース・クラックル（気管支拡張症）

C. 副雑音　連続性ラ音

ウィーズ（wheezes）

1 聴診部位

- 発生部位の気管支の近くの胸壁上で最も強く聞こえるが、しばしば反対側の胸壁上にも伝達する。
- 気管支喘息のウィーズは、気管上頸部に伝わりやすく、ウィーズの検出率は気管上頸部が最も高いことが知られている。

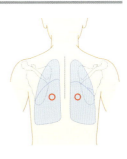

2 特徴と発生機序

- 笛の音のような聴感の連続音で、気道閉塞によって生じる音である。従来のATS（American Thoracic Society）の定義では持続250 msec以上、周波数400 Hz以上とされていたが、気管支喘息でみられる連続性ラ音でもこれを満たさないものも多く、CORSAでは100 msec以上、周波数100 Hz以上としている（☞p.178）。
- 時間軸波形は基本的にはサイン波であるが、複数のウィーズが重なると複雑な波形となり、時間軸波形では解析ができない。
- ウィーズの発生メカニズムは、主として狭窄して虚脱しやすくなった気道での気流制限に伴う振動によるものと考えられているが（☞p.177）、吸気でのウィーズは渦流に伴う振動などによる可能性も指摘されている。
- 発生部位が1か所の場合は、音は1つのみのモノフォニック・ウィーズ（monophonic wheezes）であるが、喘息の場合複数箇所で同時に音が発生することが多く、その場合は複数の連続音が重なった状態となり、これをポリフォニック・ウィーズ（polyphonic wheezes）と言う。
- 気管支喘息のほか、COPD、気管支拡張症、喉頭・気管・気管支軟化症、腫瘍による気道狭窄などで聴取される。
- 通常より深く呼出させると出現しやすいが、急速に強制呼出をさせると健常人でも発生することがある。

3 肺音の解析

① モノフォニック・ウィーズ

- 呼気の中ほどから終末にかけてと、吸気の前半（一部の呼吸では不明確）とに、それぞれ1本の横線が見えているのがウィーズである（Ⓐ）。周波数は250〜350Hz、持続時間は250〜700msecで、やや周波数の低いウィーズである。
- ※1部分の時間軸波形では50msecの中にサイン波が15個並んでおり、周波数が300Hzであることを示している。

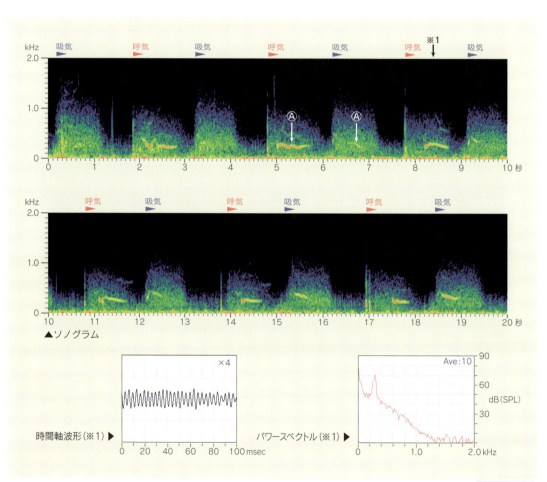

▲ソノグラム

モノフォニック・ウィーズ（気管支喘息）

② ポリフォニック・ウィーズ

- 吸気と呼気の両方に、多数の横線が見えているのがウィーズである（Ⓑ、Ⓒ）。周波数は400〜1,400Hz、持続は特に呼気で長いものが多く（Ⓒ）、最長は1,200msecに及んでいる。複数の横線はその周波数から判断すると倍音ではなく、それぞれが基音であるので、それぞれ異なる場所から音が発生していると考えられる。
- ※2部分の時間軸波形がサイン波ではなく不規則な波形に見えるのは、多数のサイン波が重なっているためである。このようにポリフォニック・ウィーズは時間軸拡大波形では分析ができない。この部分をFFT（高速フーリエ変換）で解析すると、410Hz（①）、590Hz（②）、720Hz（③）、1,080Hz（④）の4つの成分が重なっていることがわかる。またこの周波数は必ずしも一定ではなく、呼吸の途中で低くなったり高くなったり波打ったりすることは普通にみられる現象である。

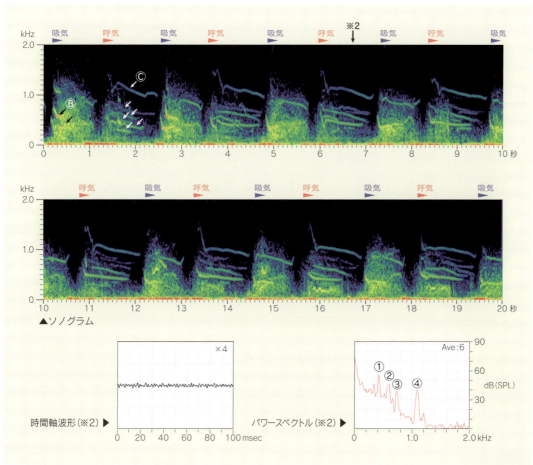

▲ソノグラム

ポリフォニック・ウィーズ（気管支喘息）

Web▶31

C. 副雑音　連続性ラ音
ロンカイ (rhonchi)

1 聴診部位

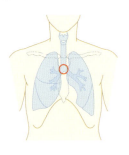

- 発生部位の気管・気管支の近くの胸壁上で最も強く聞こえるが、しばしば反対側の胸壁上にも伝達する。
- ウィーズに比較するとより太い気道で発生すると考えられている。

2 特徴と発生機序

- ウィーズよりも低い連続音で、気道分泌物の破裂や、虚脱しやすい大きな気道の振動によって生じるいびき様の音である。従来のATSの定義では持続250msec以上、周波数200Hz以下とされていたが、CORSAでは100msec以上、周波数300Hz以下で、時間軸波形上はクラックルのような複雑な波形が繰り返すものとしている（☞p.178）。しかし、そのような複雑な波形も低域通過フィルターである肺実質を通るとサイン波様に変化する場合があること、また複雑な波形で始まり、その後サイン波様にと変化する例もあることから、低周波数のウィーズとロンカイとを時間軸波形で区別することは困難な場合もあると思われる。
- 気道分泌物が貯留する状態では、気管支喘息、気管支拡張症、気管支炎、人工呼吸中など、疾患にかかわらず認められる。また低年齢の小児では喘息発作時にウィーズよりもロンカイが聴取されることが多い。

3 肺音の解析

- 呼気呼吸音に、基本周波数100Hzとその倍音構造（200Hz、300Hz）からなる横縞構造が認められる（Ⓐ）。この100Hzは時間軸波形で認められるクラックル様の波形の繰り返しの周波数に対応している。この例は典型的なロンカイの時間軸波形を示しているが、サイン波が歪んだような波形の場合もある。
- 吸気にも300Hz未満の帯域に正常呼吸音と異なる不規則な雑音が認められるが（Ⓑ）、ロンカイのような周期性はなく、荒々しい呼吸音として聴取される。

第3章 聴診トレーニング ─ 肺音種類別 ─

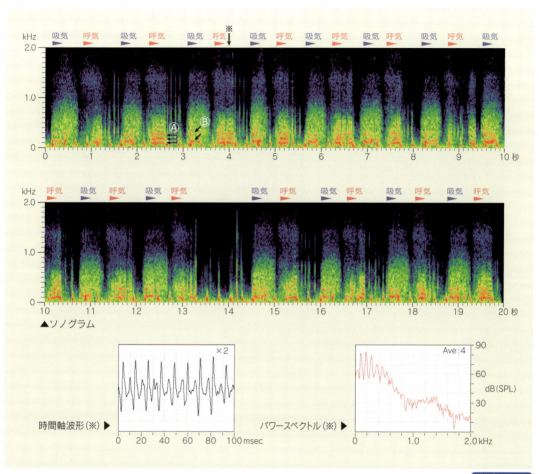

▲ソノグラム

時間軸波形（※）▶　　　パワースペクトル（※）▶

ロンカイ（1歳児の気管支喘息の発作時）

C. 副雑音　他の副雑音

スクウォーク (squawk)

1 聴診部位

- 特定の好発部位はないが、想定されている機序からは、その発生部位近傍で聴取されると考えられる。

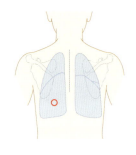
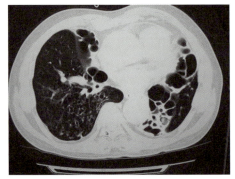

症例写真 (胸部CT)
気管支拡張症。

2 特徴と発生機序

- 吸気に認められる、持続の短いウィーズのような楽音様の音で、しばしばその直前にクラックルを伴う。ウィーズと異なるのは、常に吸気で認められること、持続が短いこと、立ち上がりが急峻であることなどで、閉鎖した気道の急激な開放とそれに引き続く気道の振動が機序として推測されている (☞p.180)。
- 間質性肺炎のほか、肺炎、気管支拡張症、びまん性汎細気管支炎、気管支喘息、閉塞性細気管支炎などでも認められる。

3 肺音の解析

- ソノグラムでは吸気の後半に1kHz前後を斜めに走る短いスペクトルがあり (Ⓐ)、その直後に濃い太い縦線が認められる (Ⓑ)。それぞれの時間軸波形をみると、Ⓐは周波数約1kHzの、立ち上がりが早く、持続が90msecと短いウィーズ様の音である。Ⓑはパルス状の立ち上がりの後徐々に減衰する周波数0.6kHz程度、持続約60msecの後続波からなる音である。前者・後者ともにスクウォークに一致する波形で、閉鎖していた気道の急激な開放がうかがわれる。
- このほか、呼気の後半にはコース・クラックルが長い時間にわたって認められる (Ⓒ)。

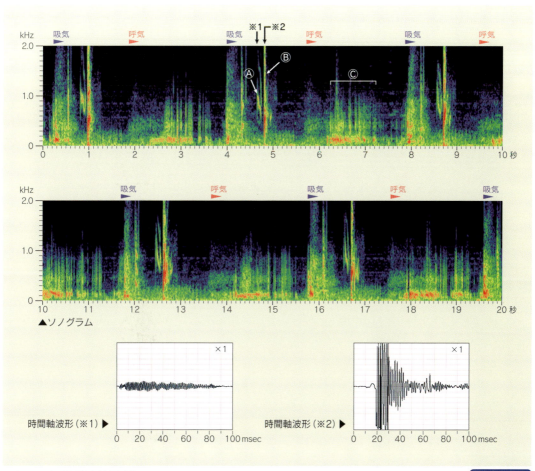

▲ソノグラム

スクォーク（気管支拡張症）

Web ▶ 33

C. 副雑音　他の副雑音
ラットル（ruttle）

1 聴診部位

- 限局された場所ではなく、広範囲の領域で聴取される。

2 特徴と発生機序

- 吸気または呼気または両方で聴取される低いピッチの非楽音性の連続音で、手で触知もできる（☞p.181）。
- この用語は公式の肺音分類には記載はなく、乳児に高頻度で聴取される音として報告された。中枢気道の気道分泌物に関連した音である可能性が指摘されており、類似の音は成人でも痰の貯留に関連して聴取されることがある。低音性の連続音という点でロンカイと類似しているが、波形はロンカイのような周期性がなく不規則である。

3 肺音の解析

- 呼気の山の400Hz以下の広い帯域に、縞状構造を欠いた雑音様の強いスペクトル分布が認められる（Ⓐ）。
- ロンカイのような横縞構造を持つ部分もあり（Ⓑ）、ロンカイとラットルは近似した病態を表しているように思われる。
- 時間軸波形上は、周期性を欠いた不規則な波形である。

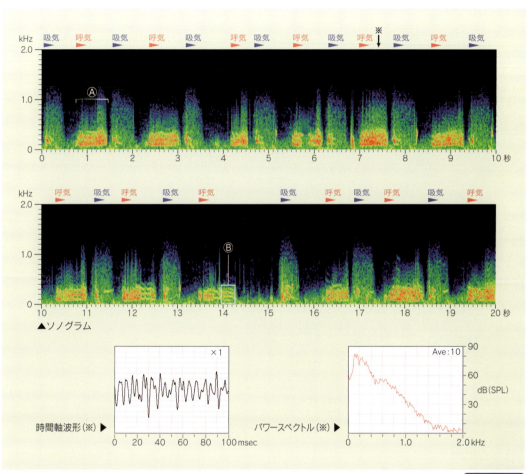

ラットル（気道感染を伴った喘息発作）

C. 副雑音　他の副雑音（肺外雑音）

胸膜摩擦音（pleural friction rub）

1 聴診部位

❏ 肺底部や腋窩部などで聴かれやすいとされている。

2 特徴と発生機序

❏ 吸気、呼気両相に聴取される、ガサガサとこすれる感じのする音である（☞p.181）。胸膜炎や癌性胸水の排液後、胸腔鏡下手術の後などに聴かれる。通常は滑らかにスライドして音を発しない壁側・臓側の両胸膜の表面が平滑でなくなってこすれて発せられる音で、胸水が大量にあるときは聴かれず、少量の胸水があるときに聴かれる。

3 肺音の解析

❏ ソノグラムでは吸気（▶）に多数の縦線が認められる（Ⓐ）。呼気（▶）にも縦線が多数認められるが（Ⓑ）、吸気に比べると弱い。このように、吸気・呼気両相に多数の縦線が認められるのが胸膜摩擦音の特徴である。

❏ 時間軸波形（※1、※2部分）では、一見コース・クラックルのようにも見えるが、持続がやや長く、また、小さな鋭い波形が混じっていたり（Ⓓ）、大きな比較的幅の広い波も先端がとがっていたり（Ⓒ）、比較的高い周波数が含まれているように思われる。

注：本項の胸膜摩擦音の音源は、三上理一郎・塩谷直久著『肺の聴診』（昭和61年5月、科研製薬（株）発行）より著者の許可を得て転載したものである（転載時に編集を加えている）。

第3章 聴診トレーニング ─ 肺音種類別 ─

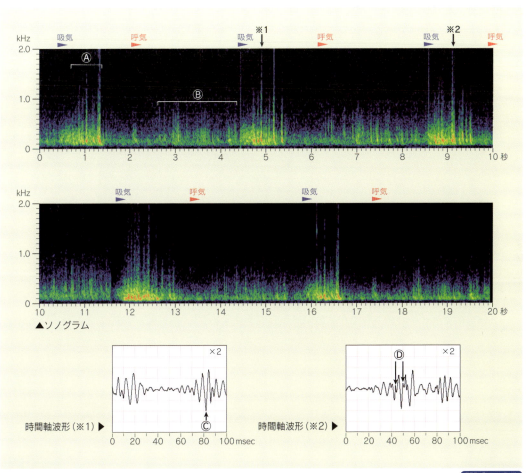

▲ソノグラム

胸膜摩擦音

C. 副雑音　　他の副雑音（肺外雑音）

ハマンズ・サイン（Hamman's sign）

1 聴診部位

- 前胸部で聴取される。左気胸の場合は左側臥位で増強する。

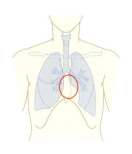
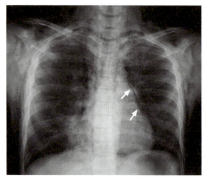

症例写真（胸部X線）
縦隔気腫（矢印）、皮下気腫。

2 特徴と発生機序

- 縦隔気腫の際に前胸部で心拍動に一致して発生するクラックル様の雑音で、貯留した空気が心拍動に伴って押されることによって発生すると考えられている。呼吸運動ではなく、心拍動に同期していることが特徴である（☞p.181）。

3 肺音の解説

- ソノグラムではほぼ正常の肺胞呼吸音を背景にして、クラックル様の縦線がほぼ等間隔で並んでいるように見える。100Hz以下の帯域には心音が赤色で描出されており（Ⓐ）、その間隔と縦線の間隔は大体一致している。このことから、このクラックル様の雑音は心拍動が関連していることがわかる。これがハマンズ・サインで、縦隔気腫の聴診所見として報告されたが、左側の気胸で出現する場合もあることが知られている。
- 時間軸波形（※1、※2）の矢印で示したように、Ⅰ音に引き続いてあるものが多いが、Ⅰ音の前や、Ⅱ音の後に出現するものも認められた。

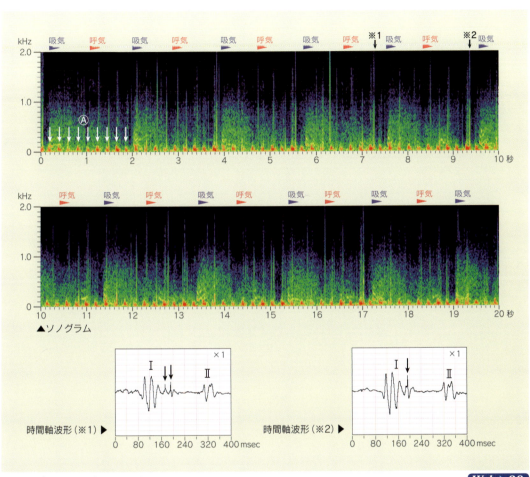

▲ソノグラム

ハマンズ・サイン（縦隔気腫）

Web ▶ 36

第Ⅰ部 実践編

第4章
聴診トレーニング
── 疾患別 ──

　第3章では各種肺音の典型的な例を提示した。本章では実際の症例を疾患別に配列し、各症例の肺音について詳しく解説した。聴診トレーニングのためには、症例の順番に関係なくまず肺音を聴いて、次に肺音図を見ながら肺音を聴いて、最後に解説を読むのがよい。

疾患別

COPD（慢性閉塞性肺疾患）の聴診所見

1．肺胞呼吸音の変化

❏ 古くからCOPD（慢性閉塞性肺疾患 chronic obstructive pulmonary disease）の呼吸音は減弱が特徴であるとされてきた。実際、深呼吸のもとで聴診すると重症のCOPD患者では正常者より呼吸音が弱く聞こえることが多い。しかし、近年の肺音計測による研究の結果から、それは深呼吸時の呼吸流量が低下しているためであって、流量が一定であれば呼吸音は減弱していないことが明らかにされている。

❏ 肺聴診は深呼吸で行われることが多いが、それを安静呼吸で行うことで明らかになることがある。すなわち、安静呼吸では、正常者の呼吸音は弱く聞き取れないことも少なくないのに対し、COPDの呼吸音は高調で明確に聞き取ることができることが多い。客観的計測では、COPD患者の呼吸音は高周波数成分が増加していることが明らかにされている。

❏ また、肺の気腫化は局所差があるので、COPDでは呼吸音の強さ・性状が左右対称ではないことがしばしば認められる。

2．副雑音

❏ COPDでは、呼出時の気道虚脱に伴ってウィーズ（wheezes）が認められることがある。特に深呼出をさせると、ゆっくりとした呼出でもウィーズが聴取されることが多い。このウィーズは頸部で聴診すると特にわかりやすい。

❏ また、COPDでは吸気早期のクラックルが聴取されることがある。その頻度はCOPD患者20名中2名と少なく、また聴取される場所も肺底部など限られた場所であるため見逃されやすいと思われる。なお、吸気早期に限局するクラックルは閉塞性障害を示す所見であるとされている。

COPD －症例①

1 症例・主訴・現病歴

- 71歳、男性。喫煙指数40パックイヤー。10年前より咳、労作時息切れを自覚、COPDと診断される。5年前に在宅酸素療法を導入。その後もCOPD急性増悪での入院歴あり。また3回の左気胸歴あり。現在外来で在宅酸素療法と呼吸リハビリを行っている。

2 聴診所見

- 左呼吸音の減弱。

3 検査所見

- 胸部CT：両側肺は気腫性病変を認め、左肺は巨大なブラ (bulla) を認める (矢印)。
- 肺機能検査：VC 1.67L (50.8%)、FEV_1 0.62L (24.1%)、FEV_1% 36.3%。

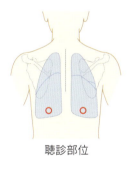

聴診部位

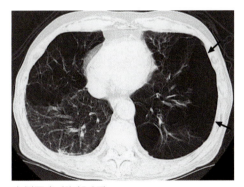

症例写真（胸部CT）

4 診 断

- COPD (Stage Ⅳ)、左肺巨大ブラ。

5 肺音の解析

① 右下肺野

- 右下肺野の呼吸音はソノグラムでは吸気（▶）が2kHz以上、呼気（▶）も1kHz以上までスペクトルが伸びており、かつ強い。正常の肺胞呼吸音と比べると高い周波数成分が多い点で異なっている。
- パワースペクトルでも高周波数での減衰が少ないのが特徴的である（Ⓐ）。この患者では右下肺野は正常に近い肺が残存する場所であり、換気が集中しているためと考えられる。

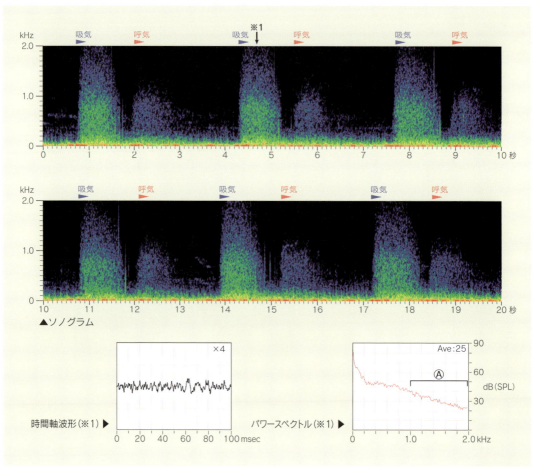

▲ソノグラム

COPD Stage Ⅳ（右下肺野）

② 左下肺野

- 対側の左下肺野の呼吸音は、右に比較すると20dB近く弱いこと、また弱いにもかかわらずソノグラムに見られるように1kHz以上まで吸気音のスペクトルが伸びており（Ⓑ）、吸気呼吸音の高周波数成分が増加しているのが特徴である。COPDの病変は肺内で均一ではないため、このように左右差が強いことは普通に認められる。
- 普段から個々の患者の特徴を記録しておくことは、例えば気胸がないのに気胸を疑うなどの誤診断を防ぐために必要である。

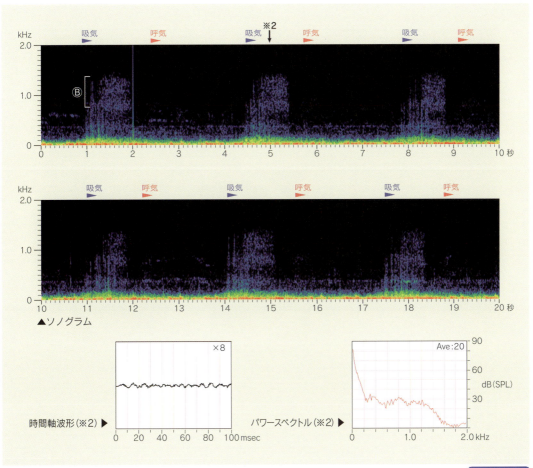

▲ソノグラム

COPD（左下肺野）

疾患別

COPD －症例②

1 症例・主訴・現病歴

- 79歳、男性。喫煙指数75パックイヤー。10年前にCOPDと診断。6年前に在宅酸素療法を導入。現在呼吸リハビリを外来で継続中。

2 聴診所見

- 吸気早期にクラックルを聴取。

3 検査所見

- 胸部CT：両側肺はびまん性に気腫状。左肺にブラ (bulla) を認める (矢印)。
- 肺機能検査：VC 3.83L (122％)、FEV_1 1.11L (46.8％)、FEV_1％ 29.1％。

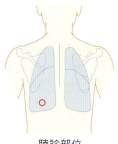

聴診部位

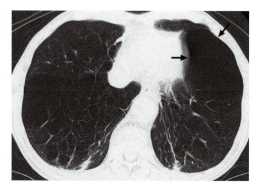

症例写真 (胸部CT)

4 診　断

- COPD (Stage Ⅳ)。

第 4 章 聴診トレーニング — 疾患別 —

5 肺音の解析

❏ ソノグラムで、吸気（▶）の初めの部分にクラックルを示す比較的太い縦線が 2 本並んでいる（Ⓐ）。時間軸波形ではこのクラックルの 2CD が 15msec 余あり（Ⓑ）、コース・クラックルであることがわかる。吸気の初めの部分のクラックルは閉塞性の肺疾患のサインであるとされているが、COPD での頻度は高いものではなく、20 人の COPD の検討では 2 人でみられたのみで、しかも片側の肺底部など限局した部位で認められた。

❏ 背景の吸気呼吸音は肺底部の呼吸音にしては高調でパワースペクトルに示すように 1kHz を超えてスペクトルが分布しており（Ⓒ）、また呼気呼吸音も高調でかつ明確に認められるのは COPD の呼吸音の特徴と言える。

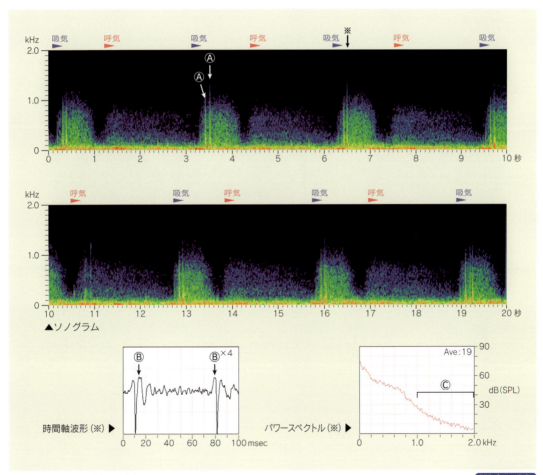

COPD Stage Ⅳ（左下肺野）

疾患別
COPD －症例③

1 症例・主訴・現病歴

- 70歳、男性。喫煙指数60パックイヤー。66歳でCOPDと診断され、治療（吸入薬）開始。現在、呼吸リハビリを外来で継続中。

2 聴診所見

- 健常人と比較し、COPD患者は呼吸音が高調で、また、安静呼吸と深呼吸で音の強さの差が顕著ではない。

3 検査所見

- 胸部CT：両側肺はびまん性に気腫状。
- 肺機能検査：VC 1.40L（46.1％）、FEV_1 0.51L（21.3％）、FEV_1％ 33.6％。

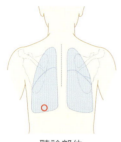

聴診部位

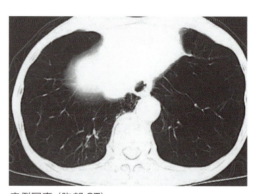

症例写真（胸部CT）

4 診断

- COPD（Stage Ⅳ）。

5 肺音の解析

- COPDの呼吸音は、健常者の呼吸音と比較すると、安静呼吸で、高周波数成分が強く、また呼気（▶）が比較的明瞭に認められること、深呼吸をしても呼吸音の増強がわずかであることなどが特徴である。
- パワースペクトルでは、COPDでは200〜400Hzの帯域での安静呼吸と深呼吸の差は5dB程度しかないが（Ⓐ Ⓐ'）、健常者では深呼吸により20dB近く増強する（Ⓑ Ⓑ'）。聴診器は400Hz以下の帯域を強調する特性を持っていることもあって、深呼吸をさせて聴診器で聞くと、COPDでは呼吸音が健常者より弱く聞こえる。

第 4 章　聴診トレーニング ― 疾患別 ―

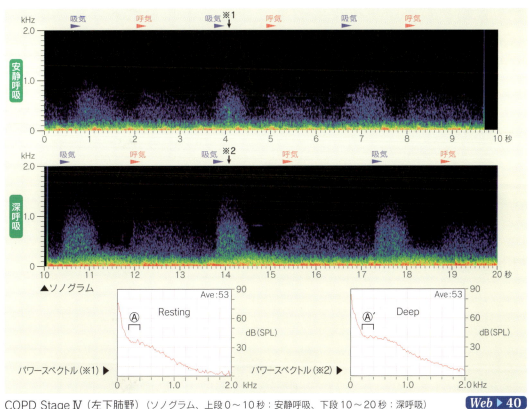

COPD Stage Ⅳ（左下肺野）（ソノグラム、上段 0〜10 秒：安静呼吸、下段 10〜20 秒：深呼吸）　**Web▶40**

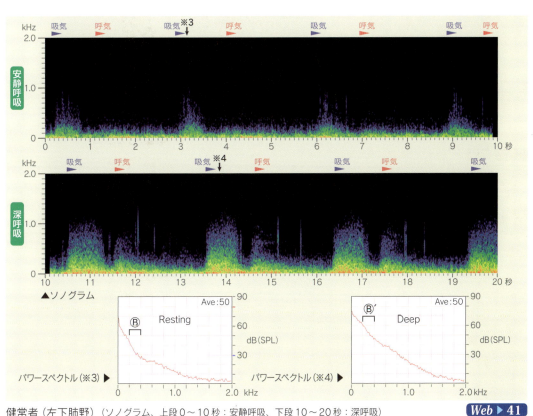

健常者（左下肺野）（ソノグラム、上段 0〜10 秒：安静呼吸、下段 10〜20 秒：深呼吸）　**Web▶41**

COPD －症例④

1 症例・主訴・現病歴

- 81歳、男性。喫煙指数62パックイヤー。4年ほど前より肺気腫を指摘。3年前より労作時息切れが出現、徐々に呼吸苦が悪化。1年前より気管支拡張薬の吸入を開始したが、労作時の低酸素があるため在宅酸素療法導入となる。

2 聴診所見

- 安静呼吸では呼吸音は高調で増強している。深呼吸では呼気にウィーズを聴取する。

3 検査所見

- 胸部CT：両側肺は高度な気腫が認められる。
- 肺機能検査：VC 2.87L（93.2％）、FEV_1 0.75L（32.5％）、FEV_1％ 26.7％。

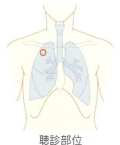

聴診部位

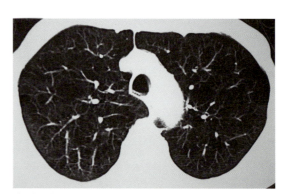

症例写真（胸部CT）

4 診断

- COPD（Stage Ⅲ）。

5 肺音の解析

① 安静呼吸

- ソノグラムでは吸気・呼気とも高周波数成分が多いが、この部位はいわゆる気管支呼吸音が聴取される部位であるため、必ずしも異常とは言えない。しかしこの測定は安静呼吸であり、健常者の安静呼吸ではこのように強くは聞こえないので、その点は異常である。

② 深呼吸

- 吸気（▶）呼吸音の山が大きくなり、呼気（▶）では開始後1秒ほどの間隔を経てウィーズを示す横縞が出現している（Ⓐ）。パワースペクトルでは0.5kHz付近と0.7kHz付近に山があり（**黒矢印**）、またその倍の周波数（1kHz、1.4kHz）にも小さな山があって（**赤矢印**）、

第4章 聴診トレーニング ─ 疾患別 ─

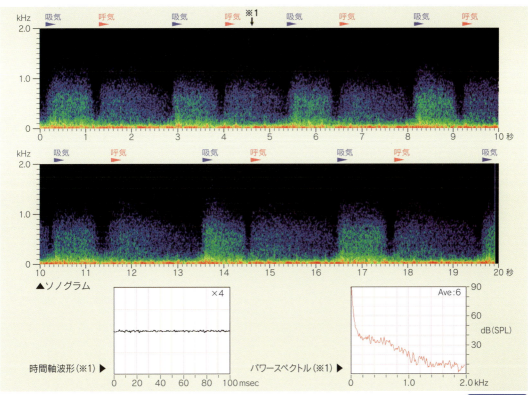

COPD Stage Ⅲ、安静呼吸（右上肺野）

Web ▶ 42

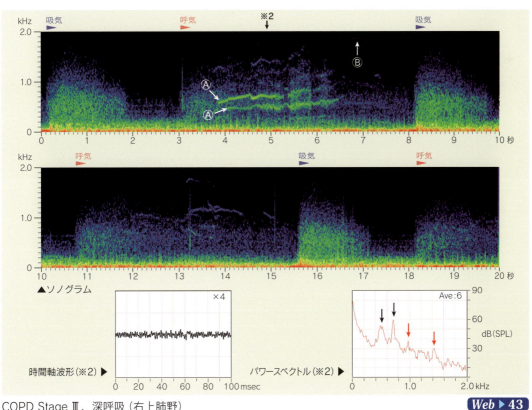

COPD Stage Ⅲ、深呼吸（右上肺野）

Web ▶ 43

少なくとも2か所から音が発生していると考えられる。
- ソノグラムをよく見ると、呼気終末近くには2kHz近い高い周波数にもウィーズを示す横線があることがわかる（Ⓑ）。このようにCOPDでは、深呼出を行わせるとウィーズが出現することがしばしば認められる。健常者でも強制呼出を行わせるとウィーズが出現することはあるが、COPDや喘息ではゆっくりでも深く呼出させるとこのようなウィーズが出現する点が異なっている。

間質性肺炎の聴診所見

- 間質性肺炎は、肺の間質を炎症の場とする疾患の総称である。職業性や薬剤など原因の明らかなものや膠原病に伴うもの、原因が特定できないものがある。特発性間質性肺炎は原因を特定しえない間質性肺炎の総称であり、現在 7 疾患に分類されているが、多いのは特発性肺線維症（idiopathic pulmonary fibrosis；IPF）と非特異性間質性肺炎（nonspecific interstitial pneumonia；NSIP）である。これらの疾患の多くで、聴診にてファイン・クラックルが聴取できることが特徴である。

- このファイン・クラックルは、ゆっくりとした、深呼気のあとの吸気時に、両側の背側下肺野に聴取しやすい。閉じていた末梢気道が突然開くことによって音が生じるものと考えられ、この音は重力がよりかかっている（立位、座位であれば下背側）部位で聴取しやすい。そして、このクラックルは吸気の早期から始まっても中期から始まっても、終末近くまで聞かれることが特徴とされている。クラックルはIPFの早い時期より聴取できることから、その存在を早期に疑うのには呼吸音の聴取が有用ではないかと考えられている。

- またファイン・クラックルは石綿肺の患者においても早期から、背側下肺野に聴取できる。この聴診上の異常は胸部X線での異常よりも早期に現れることより、石綿曝露歴のある患者に聴診を行うことは有用であると考えられる。

- 間質性肺疾患でも肉芽腫性疾患のサルコイドーシスや粟粒結核などでは、ファイン・クラックルは認めないことが多いことが特徴とされている。

疾患別

間質性肺炎-症例① 非特異性間質性肺炎（NSIP）

1 症例・主訴・現病歴

- 75歳、女性。喫煙指数15パックイヤー。3年前より労作時呼吸苦を自覚。胸部X線異常を指摘され受診。間質性肺炎（NSIP）と診断。

2 聴診所見

- 両側背側、吸気全相にファイン・クラックル聴取。

3 検査所見

- 血液検査：KL-6 1,528 IU/mL。
- 胸部CT：両側肺胸膜直下・肺底部優位に網状影、すりガラス影を認め、牽引性気管支拡張も認める。
- 肺機能検査：VC 1.24L（55.9％）、FEV_1 1.07L（66.5％）、FEV_1％ 94.7％、D_{LCO}/V_A 3.31と拘束性障害と拡散能低下を認めた。

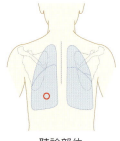

聴診部位

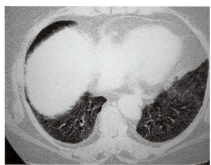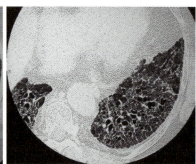

症例写真（胸部CT）

4 診断

- 間質性肺炎（NSIP）。

5 肺音の解析

- ソノグラムでは吸気相（▶）全体に非常に細い縦線が多数認められ（Ⓐ）、ファイン・クラックルが密に分布していることを示している。吸気呼吸音はファイン・クラックルと重なって高周波数成分が顕著に認められ、2kHzまで達している。呼気呼吸音はかすかに認められるのみで正常に近いと思われる。
- 吸気中央部分（※）の時間軸波形では持続の短い多数のクラックルが認められ（矢印）、その2CDは5msec程度である。吸気呼吸音のパワースペクトルでは通常では認められない1kHz以上の高い周波数成分が顕著に認められる（Ⓑ）。

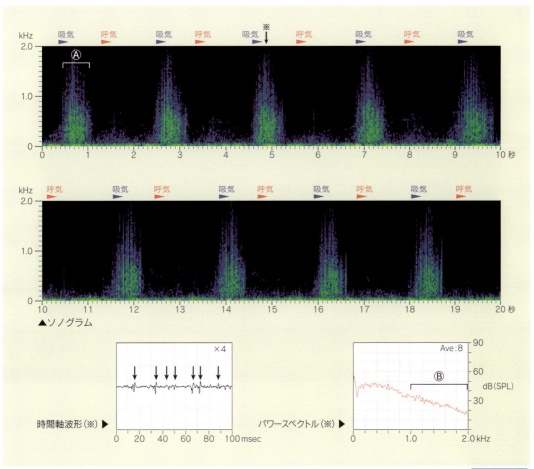

▲ソノグラム

時間軸波形（※）▶　　　パワースペクトル（※）▶

非特異的間質性肺炎（NSIP）（左背下肺野）

疾患別

間質性肺炎－症例②　気腫合併肺線維症（CPFE）

1 症例・主訴・現病歴

- 68歳、男性。喫煙指数44パックイヤー。50歳代後半から労作時息切れがあり、9年前に肺気腫と診断される。その後、肺炎での入院を繰り返していた。2年前に慢性呼吸不全として在宅酸素療法を導入している。

2 聴診所見

- 両側背側に吸気全相にファイン・クラックル聴取、特に右側で顕著である。

3 検査所見

- 血液検査：KL-6 604 IU/mL。
- 胸部CT：肺野全体に低吸収域など高度な肺気腫の所見を認める。両側肺底部には蜂窩肺、牽引性気管支拡張がみられる。
- 肺機能検査：VC 2.69L（71.9％）、FEV_1 1.22L（41.1％）、FEV_1％ 43.4％。

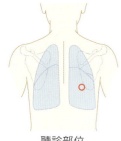

聴診部位

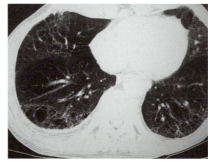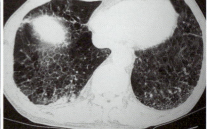

症例写真（胸部CT）

4 診断

- 気腫合併肺線維症（CPFE）。

5 肺音の解析

- ソノグラムでは吸気（▶）の始まり、または少し間をおいてクラックルを示す縦線が出現、ほぼ吸気終末まで認められる（Ⓐ）。COPDで認められるクラックルは吸気の初期でかつまばらなのが特徴であるが、このクラックルはそれと異なり間質性肺炎のクラックルの特徴を示している。縦線は細いものが多いが、太く目立つものも認められる。その太い縦線の部分（※）を時間軸波形でみると振幅の大きなファイン・クラックルが2つ近接して並んでいることがわかる（Ⓑ）。吸気呼吸音は正常では認められない1kHz以上の高周波数帯域まで音が認められている（Ⓒ）。
- 一方、呼気呼吸音（▶）は弱く低周波数の環境雑音に隠れて聴取できない。非常にゆっくりとした呼出が行われており、COPDの呼気延長を反映しているのかもしれない。

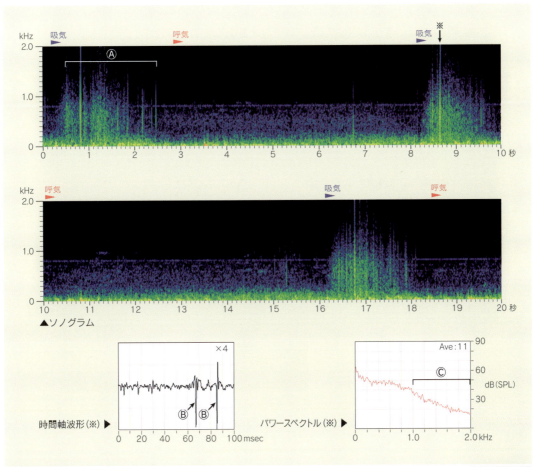

▲ソノグラム

気腫合併肺線維症（右肺背側）

Web ▶ 45

疾患別

間質性肺炎-症例③　特発性肺線維症（IPF）

1 症例・主訴・現病歴

- 73歳、女性。喫煙歴なし。3年前に健康診断で胸部画像異常を指摘される。その後、乾性咳嗽が出現し持続するため当院を受診、診断のため胸腔鏡下肺生検を行った。病理組織学的にUIP（通常型間質性肺炎 usual interstitial pneumonia）と診断、ピルフェニドンの内服が開始された。

2 聴診所見

- 両側胸部背側で、吸気中期から後期にかけて、座位でファイン・クラックルを聴取した。前傾姿勢ではクラックルは消失した。

3 検査所見

- 血液検査：KL-6 834 IL/mL。
- 胸部CT：両側肺、背側の外側域優位に網状影、すりガラス影を認める。両肺下葉には軽度の牽引性気管支拡張を認める。明らかな蜂窩肺はみられない。
- 肺機能検査：VC 1.52L（64.1％）、FEV_1 1.32L（76.3％）、FEV_1％ 95.0％。

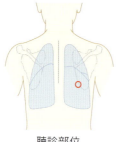

聴診部位

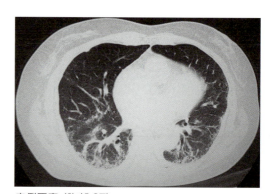

症例写真（胸部CT）

4 診　断

- 特発性肺線維症（IPF）。

5 肺音の解析

① 座 位

❏ ソノグラムでは吸気（▶）の持続は短く、その後半に密にクラックルを示す縦線が分布している（Ⓐ）。縦線の一部は融合してその内部に密な横縞構造を呈している。その部分（※1）の時間軸波形はクラックルが比較的に等しい間隔で並んでいて、そのような場合にこのような横縞構造が出現する。クラックルは2CDが5msec程度でファイン・クラックルの所見に一致する（☞p.173）。スペクトルでは高い周波数帯域の成分が増加している（Ⓒ）。

❏ 呼気（▶）については呼吸音が弱い点はこの部位としては正常に近いが、異常所見として、まばらなクラックルが認められる（Ⓑ）。間質性肺炎のファイン・クラックルはこのように呼気でもまばらには認められることがある。

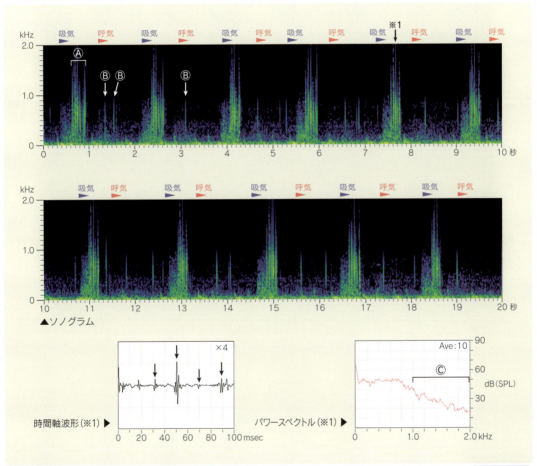

▲ソノグラム

特発性肺線維症（IPF）（座位、右肺背側）

Web ▶ 46

② 前傾位

❏ 重力の影響をみるため、この肺音採取直後に同じ部位で前傾位にして計測した肺音では、ファイン・クラックルが顕著に減少し、吸気でもごくわずかにまばらに認められるのみとなっている（Ⓓ）。背景の呼吸音のソノグラムは、座位のものからクラックルを除去した性状を示している。パワースペクトルでは0.6kHz以上の帯域の成分が顕著に減少しており、それらがクラックルに由来するものであったことがわかる。

この体位性の変化は、座位のとき重力で押しつぶされて虚脱していた肺底部の肺が、前傾位になると拡がっていることを示している。

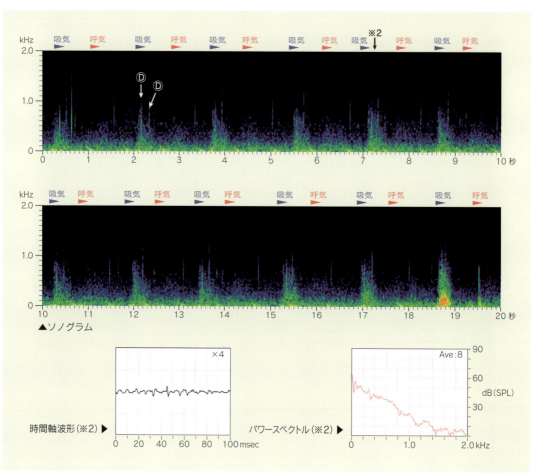

▲ソノグラム

特発性肺線維症（IPF）（前傾位、右肺背側）

Web ▶ 47

間質性肺炎 - 症例④　石綿肺

1 症例・主訴・現病歴

- 79歳、男性。喫煙指数30パックイヤー。石綿曝露歴があり、8年前に職場検診で石綿肺を指摘。2年前より咳、痰が持続するため受診。両側肺に間質陰影を認めたため入院。

2 聴診所見

- 両側の胸部背側で、吸気中後期相にファイン・クラックルを聴取。呼気にもまばらにファイン・クラックルを聴取。

3 検査所見

- 血液検査：KL-6 548 IU/mL。
- 胸部CT：両側肺とも胸膜側優位に網状影、すりガラス影を認め、両側下葉は蜂窩肺、牽引性気管支拡張像も認められた。
- 肺機能検査：VC 2.37L（74.3％）、FEV_1 1.86L、FEV_1％ 78.8％、D_{LCO}/V_A 1.06と軽度の拘束性障害と、著明な拡散能低下を認めた。

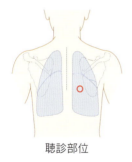

聴診部位

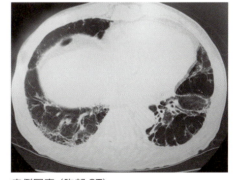

症例写真（胸部CT）

4 診　断

- 石綿肺。

5 肺音の解析

① 座　位

- ソノグラムではクラックルを示す多くの細い縦線が吸気（▶）の中ほどから終末にかけて多数認められる（Ⓐ）。またこの縦線は呼気でもまばらに認められる（Ⓑ）。
- ※1部分の時間軸波形はファイン・クラックルの所見を示している。また吸気全体のパワースペクトルは、高い周波数帯域までスペクトルが大きく減衰せず続いている（Ⓒ）。この高い周波数成分はクラックルの関与も大きいと思われるが、ソノグラムの観察からは、背景の呼吸音も吸気・呼気とも比較的高い周波数成分が多いようである。

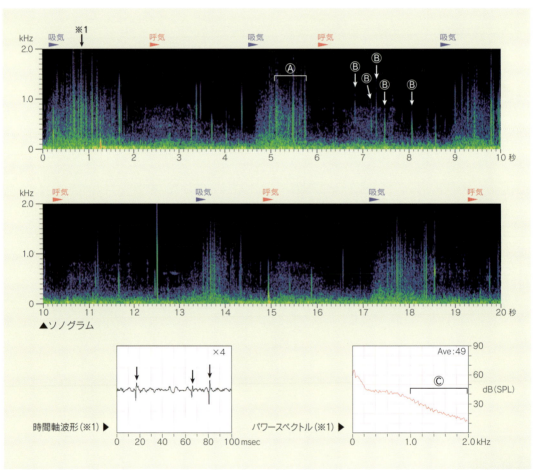

▲ソノグラム

石綿肺（座位、右肺胸部背側）

② 前傾位

❑ ソノグラムでクラックルを示す細い縦線は著明に減少しており、最初の2呼吸では吸気終末にやや密にクラックルは残存しているが（Ⓓ）、その後の呼吸では全体にまばらになっている。この部の肺が前傾位の深呼吸の繰り返しで広がっていく経過を反映していると思われる。ただし背景の呼吸音はソノグラムで観察すると座位のときと同様で、吸気・呼気とも正常に比して高い周波数成分が多く、病的肺であることを反映していると思われる。

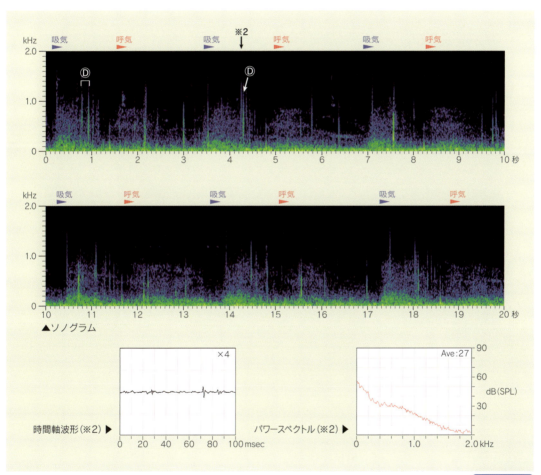

▲ソノグラム

石綿肺（前傾位、右肺胸部背側）

Web ▶ 49

疾患別

間質性肺炎-症例⑤　慢性過敏性肺臓炎

1 症例・主訴・現病歴

- 82歳、男性。喫煙歴なし。2年前に夏型過敏性肺臓炎の診断を受けステロイド内服を開始され外来で減量中であったが、咳が再度出現し、胸部X線上も間質影の出現あり。

2 聴診所見

- 両側とも背側で、吸気の中後期相にファイン・クラックル聴取、特に右側で顕著。
- 前傾姿勢でファイン・クラックルが減少。

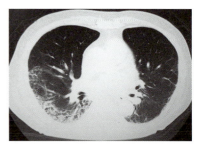

聴診部位

3 検査所見

- 血液検査：KL-6 1,031IU/mL。
- 胸部CT：両側胸膜側優位に網状影、すりガラス影を認める。両側肺底部には、牽引性気管支拡張、蜂窩肺もみられる。
- 肺機能検査：VC 2.1L（76.6％）、FEV_1 1.70L（83.7％）、FEV_1％ 82.5％。

症例写真（胸部CT）

4 診　断

- 間質性肺炎（慢性過敏性肺臓炎）。

5 肺音の解析

① 座　位

- ソノグラムでは、ファイン・クラックルを示す細い縦線が吸気開始（▶）からしばらく経って出現し、吸気の終末近くまで密に認められる（Ⓐ）。※1部分の時間軸波形では、このクラックルの2CDは5msec程度でファイン・クラックルの所見に一致している（☞p.173）。呼気（▶）ではクラックルは認められないが、呼気呼吸音が増強し高調化しており（Ⓑ）、肺実質の硬化により高い周波数の呼吸音が伝達しやすくなっていることを示しており、線維化を反映しているものと考えられる。

② 前傾位

- 同じ部位で体位を前傾姿勢として測定すると、ソノグラム上、ファイン・クラックルは著明に減少しており（Ⓒ）、このファイン・クラックルに重力依存性があることを示している。またクラックルがない部分でも呼吸音は吸気、呼気とも1kHz以上までスペクトルが分布しており、呼吸音が高調化（気管支呼吸音化）していることがわかる。

第4章 聴診トレーニング ― 疾患別 ―

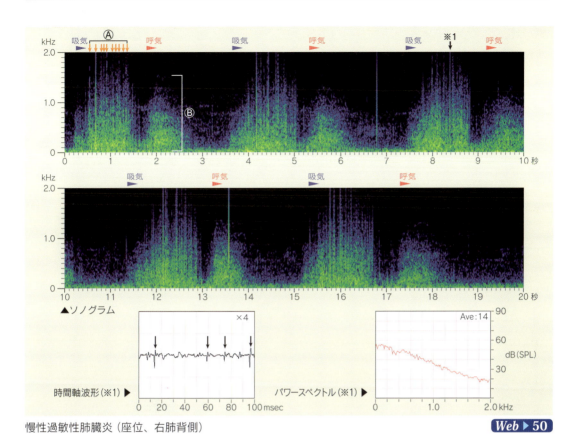

慢性過敏性肺臓炎（座位、右肺背側）

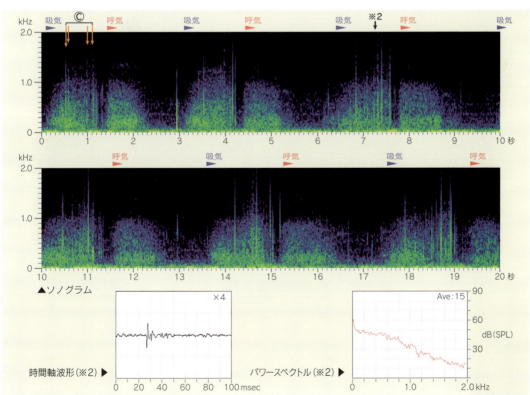

慢性過敏性肺臓炎（前傾位、右肺背側）

疾患別

拘束性胸郭疾患

- 結核後遺症や脊椎後側弯症などで、胸郭・横隔膜の可動性が制限されるので、肺胞虚脱が起こりやすくなる可能性がある。
- 拘束性胸郭疾患に特別の肺音はないが、呼気時に末梢肺の虚脱があると、吸気時にそれが広がる際の末梢気道の開放音、すなわちクラックルが聴取される可能性がある。それがファイン (fine) かコース (coarse) かは、気道の太さなどにより規定されるものと推測される。

1 症例・主訴・現病歴

- 87歳、男性。喫煙歴なし。20歳頃肺結核症にて左肺人工気胸術を施行している。その後は特に呼吸器症状もなく経過していたが、最近呼吸苦などがあり、呼吸リハビリ目的で入院。

2 聴診所見

- 吸気後期にファイン・クラックル、呼気早期にもファイン・クラックルを聴取。

3 検査所見

- 胸部CT：左胸部人工気胸術後により左胸腔は小さい。左胸膜は石灰化を伴い、左肺は索状陰影や気管支拡張もみられる。

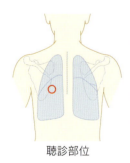

聴診部位

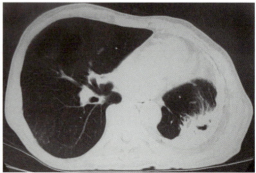

症例写真（胸部X線）　　（胸部CT）

4 診　断

- 結核後遺症（左人工気胸術後）。

5 肺音の解析

- ソノグラムでは吸気（▶）ではその終末に、また呼気（▶）では主にその初頭にクラックルを示す縦線が多数認められる（Ⓐ、Ⓑ）。
- 吸気終末と呼気初頭の時間軸波形（※1、※2）を比較すると、クラックル波形の初動方向が、吸気終末では下向き（圧が低下する方向）、呼気初頭では上向き（圧が上昇する方向）であることがわかる。マイク近傍の気道が急に開くときは下向き、逆に閉じるときは上向きの波形が生じると考えられており、本症例では左胸郭の容量減少・胸膜肥厚により伸展を制限された肺の末梢の閉鎖していた気道が深吸気により開放され、呼気に移るとまた閉鎖してしまうといったことが生じていると推測される。クラックルの2CDは10msecをわずかに下回る程度で、ファイン・クラックルに相当する。

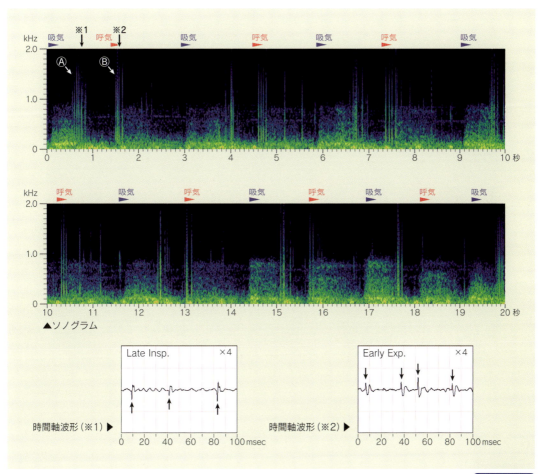

▲ソノグラム

拘束性胸郭疾患（結核後遺症）

Web ▶ 52

疾患別

急性気管支炎

> ❏ 急性気管支炎では、肺音は異常を認めないことが多いが、気管支に存在する痰のため、ロンカイ、時にはウィーズが散発的に認められることがある。痰に由来する音は、恒常的ではなく、咳をさせると消失することが多い。

1 症例・主訴・現病歴

❏ 88歳、女性。喫煙歴なし。6年前に特発性器質化肺炎（cryptogenic organizing pneumonia；COP）と診断。ステロイド療法を開始し一旦中止となるが、その後再燃と軽快を繰り返している。今回2、3日前より咳、痰があり外来受診。

2 聴診所見

❏ 両側肺にロンカイを聴取し、咳にて消失。

3 検査所見

❏ 胸部X線：新たな陰影の出現なし。

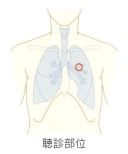

聴診部位

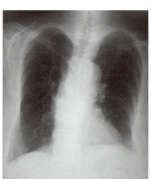

症例写真（胸部X線）

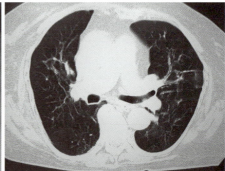

（胸部CT）

4 診 断

❏ 急性気管支炎。

5 肺音の解析

- ソノグラムでは呼気（▶）の終末に連続性ラ音を示す横縞が認められる（Ⓐ）。その周波数は低くロンカイの領域である。このロンカイは呼吸の仕方により出たり出なかったりで、また、咳の後は消失しているなど、痰により生じている音と思われる。10秒付近の全周波数帯域を占める赤い縦の帯が咳を示している（Ⓑ）。
- 時間軸波形ではサイン波ではなく2峰性の波形の繰り返しである。スペクトルは基本周波数180Hzのピークがあり（Ⓒ）、さらにその整数倍のところにスペクトルの高まり（倍音構造）が認められる。音の採取部位はいわゆる気管支呼吸音が聴取される領域で、呼気音が明瞭で、吸気よりやや高い周波数成分が多い。

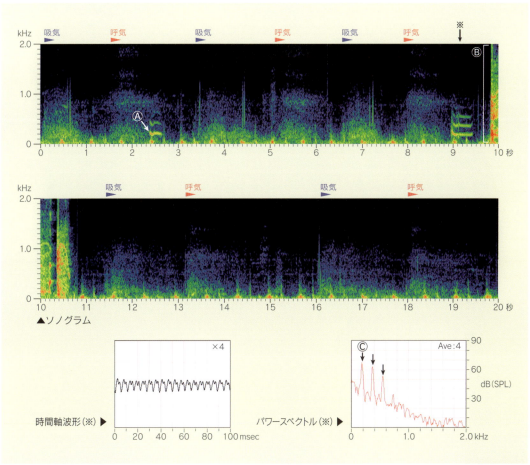
▲ソノグラム

急性気管支炎

疾患別

肺炎の聴診所見

- 肺炎での聴診所見として重要な所見はクラックル（crackles）の出現である。そのクラックルは、肺の炎症や浮腫によりその中の気道が狭小化し、その結果、呼気でその気道が虚脱、吸気で急激に開くときに生じる音であると考えられている。また、分泌物が多いときはその影響も加わっていると思われる。しかしそれは必発ではなく、クラックルがなくても肺炎は否定できない。13名の急性期肺炎患者での検討で、座位でクラックルを聴取したのは3名だけであったが、患側を下にした側臥位では全例でクラックルを聴取したという報告があり、聴診を入念に行うとクラックルを高率に検出できる可能性はある。

- 肺炎で聴かれるクラックルを音響計測した研究では、そのタイミングは、病初期には吸気の中ほどに聴かれ、回復期には吸気後半の方に移行すること、また病初期には"コース（coarse）"に近く、回復期には"ファイン（fine）"に近くなることが報告されているが、実際には症例による差が大きい。

- 大葉性肺炎のように広範なコンソリデーションが生じると、病変部分の肺での呼吸音の伝達が良くなって、呼吸音が高調化するとともに、呼気呼吸音も明確に聴取されるようになる現象（肺胞呼吸音の気管支呼吸音化）が生じる。この変化をとらえるためには、胸壁の左右の対称部位を比較しながら、副雑音の有無だけではなく背景の呼吸音の性状にも注意して聴くことが重要である。

疾患別

肺炎-症例① 急性期

1 症例・主訴・現病歴

- 56歳、女性。喫煙歴なし。呼吸器疾患の既往なし。10日ほど前より鼻汁あり内服抗菌薬を処方されるが改善乏しく、5日前より39℃の発熱出現。インフルエンザを疑われ抗インフルエンザ薬を処方されるが改善なく、労作時呼吸苦も出現したため受診、左肺炎像を指摘され入院。

2 聴診所見

- 治療開始前に肺音測定。左背部に気管支呼吸音の聴取。吸気にコース・クラックルを聴取。

3 検査所見

- 検査所見：末梢血白血球数 14,430/μL、CRP 48.2mg/dL。尿中肺炎球菌抗原陽性。
- 胸部X線：左下肺にコンソリデーション（consolidation）を認める。
- 胸部CT：左肺下葉にair bronchogramを伴うコンソリデーションを認める。

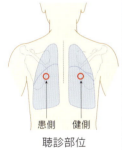

患側　健側
聴診部位

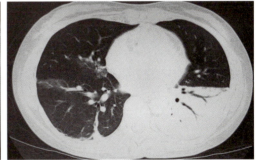

症例写真（胸部X線）　　（胸部CT）

4 診 断

- 左下葉大葉性肺炎（肺炎球菌性肺炎）。

5 肺音の解析

① 患側

- ソノグラムでは吸気、呼気とも呼吸音は肺野の呼吸音では通常認められない高い周波数成分が優勢になっている。また、この部位では通常は明確に聞こえないことが多い呼気呼吸音が高調化して認められる（Ⓐ）。いわゆる「気管支呼吸音化」で、肺のコンソリデーションを示す所見である。
- 吸気（▶）ではこのほかにクラックルを示す縦線が2本認められる（Ⓑ）。その部（※1）の時間軸波形では2CDは10msec未満でファイン・クラックルの領域であるが（Ⓒ）、まばらな出現のためか聴感上はコース・クラックルのように聞こえる。

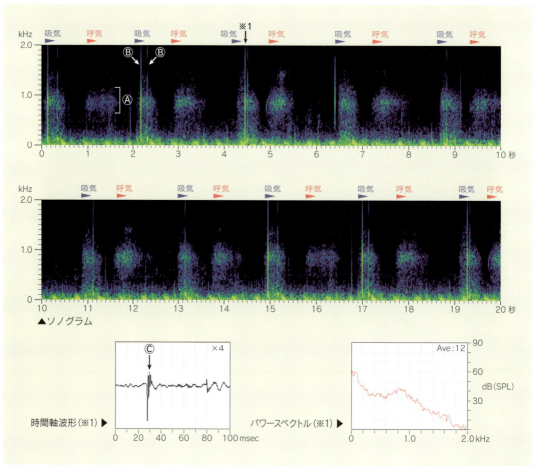

▲ソノグラム

肺炎（急性期）、患側、左背部
（測定時間が短く、15秒以降は最初の部分から繰り返している）

Web ▶ 54

② 健　側
❏ ソノグラムでは吸気音の山は認められるが、呼気音の山はなく、また吸気音も低い周波数帯域が主体である。もともと肺疾患がないので、正常のいわゆる肺胞呼吸音の性状を呈している。

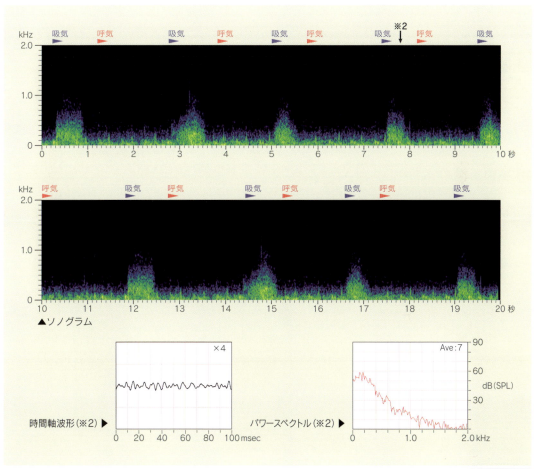

▲ソノグラム

肺炎（急性期）、健側、右背部
（12秒以降は最初の部分から繰り返している）

Web ▶ 55

疾患別

肺炎－症例②　回復期①

1 症例・主訴・現病歴

- 83歳、男性。喫煙指数75パックイヤー。12年前にCOPDと診断、5年前に在宅酸素療法を開始している。発熱と労作時の呼吸苦が悪化したため受診、胸部X線上左肺の肺炎像あり。細菌性肺炎の診断にて入院。

2 聴診所見

- 肺炎治療開始6日目に肺音測定。左下肺に吸気にコース・クラックルを聴取。呼気中期にもまばらにコース・クラックルを聴取。

3 検査所見

- 胸部CT：両側肺に気腫性変化を認める。左肺下葉背側にコンソリデーション（矢印）がみられる。

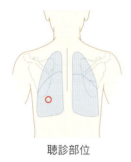

聴診部位

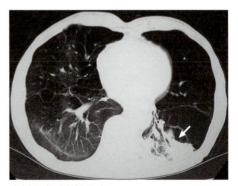

症例写真（胸部CT）

4 診　断

- 左下葉細菌性肺炎、基礎疾患にCOPD。

5 肺音の解析

- ソノグラムでは吸気（▶）の中央部にクラックルを示す太い縦線が密集して認められ（Ⓐ）、呼気（▶）には同じような縦線がまばらに認められる（Ⓑ）。背景の呼吸音については副雑音に比較して弱く聞き取りにくいが、特に後半10秒は弱い割には高調化し呼気音も強い（気管支呼吸音化）傾向が認められる。
- 時間軸波形ではクラックルは振幅が大きく、また幅広く、2CDは10〜20msecに及んでいて、コース・クラックルの所見に一致している。

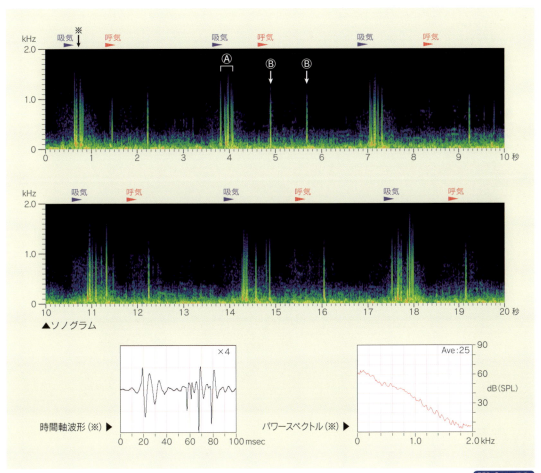

▲ソノグラム

肺炎回復期（基礎にCOPDあり）

肺炎ー症例③　回復期②

1 症例・主訴・現病歴

- 72歳、男性。喫煙指数60パックイヤー。COPD＋気管支喘息と診断され通院中。咳、喀痰、呼吸苦を自覚し受診。胸部X線にて右下肺に浸潤影を認め入院。

2 聴診所見

- 治療開始12日後の回復期に肺音測定。
- 右背部に吸気早期にコース・クラックル聴取。

3 検査所見

- 胸部CT：小葉中心性の肺気腫像を認め、右肺下葉には浸潤影を認めた。

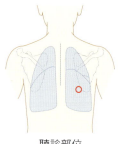

聴診部位

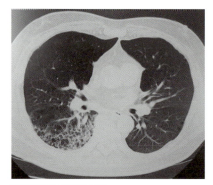

症例写真（胸部CT）

4 診　断

- 細菌性肺炎（回復期）、基礎疾患としてCOPD＋気管支喘息。

5 肺音の解析

- ソノグラムでは吸気（▶）の早期から中央部分にかけて、クラックルを示すやや太い縦線が多数認められる（Ⓐ）。呼気（▶）にはクラックルは認められない。
- 時間軸波形では2CDは10msec前後で、"ファイン（fine）"と"コース（coarse）"の中間的な所見である（☞ p.173）。
- 背景の呼吸音は吸気だけでなく呼気も明瞭に聴取され、高周波数成分が正常よりも多いが、COPDだけでもこのような所見は普通に認められるので、肺炎による変化かどうかはわからない。

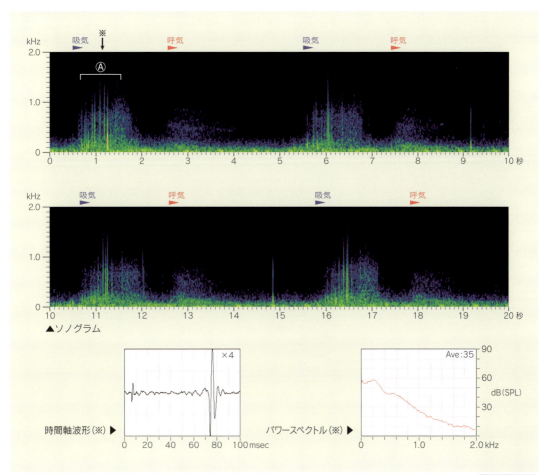

▲ソノグラム

肺炎回復期（基礎にCOPD｜気管支喘息あり）

Web▶57

肺炎－症例④　治癒期

1 症例・主訴・現病歴

- 77歳、男性。喫煙歴なし。気管支喘息＋COPDとして在宅酸素療法施行中。今回発熱、食欲低下で来院。肺炎像を認めたため抗菌薬にて入院加療中。

2 聴診所見

- 治療開始4週後、CRP陰性化した時点で肺音測定。
- 左背部に吸気全相にファイン・クラックルを聴取。呼気にもまばらにファイン・クラックルを聴取。

3 検査所見

- 胸部CT：気腫性変化がベースにあり、左下葉に浸潤影の出現あり。

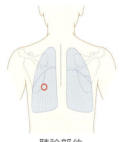

聴診部位

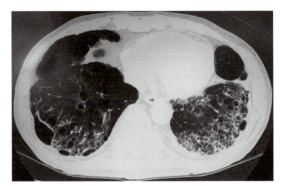

症例写真（胸部CT）

4 診　断

- 細菌性肺炎（治癒期）、基礎疾患としてCOPD＋気管支喘息。

5 肺音の解析

- ソノグラムでは吸気相（▶）全体にクラックルを示す縦線が密に認められ（Ⓐ）、また呼気（▶）にもまばらに縦線が認められる（Ⓑ）。縦線は細いものも太いものもある。
- 時間軸波形でも、個々のクラックルは幅が狭いもの（2CD ≒ 5msec）もあれば、幅が広いもの（2CD ≒ 15msec）もあり、"ファイン（fine）"と"コース（coarse）"が混じっていると言える。
- なお、呼気にはかすかにウィーズが聴取されるが、ソノグラムでも2～3秒、16～17秒にかすかに見える横線（約0.7kHz）がウィーズに相当する（Ⓒ）。
- 治癒期に密なクラックルが聴取されることはむしろまれで、この症例では治癒過程で線維化が生じたためと思われる。

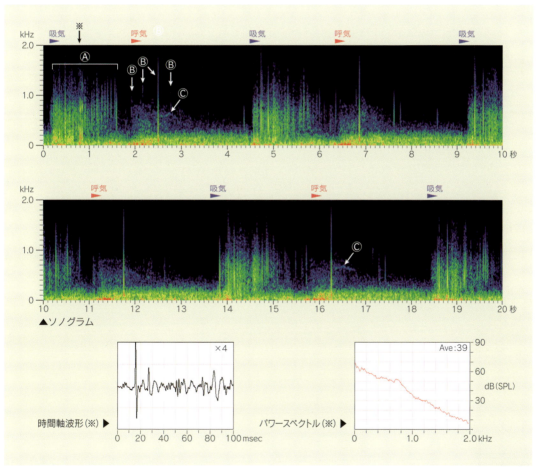

▲ソノグラム

肺炎治癒期（基礎にCOPD＋気管支喘息あり）

疾患別

気管支拡張症の聴診所見

- 気管支拡張症における聴診所見として代表的なものは、コース・クラックルである。気管支拡張症では気道の慢性的感染と炎症により、気道内分泌物の増加や気道閉塞が生じていて、比較的太い気管支内の分泌物の膜の破裂のほかに、虚脱した気道が吸気時に開放したり呼気時に閉鎖したりすることによってクラックルが生じると考えられている（☞p.174）。

- コース・クラックルが聴取されるタイミングは吸気、呼気両方に認められるが、吸気終末には少ないことが報告されている。閉塞気道の開放により生じるコース・クラックルは咳嗽後もあまり変化しないが、気道内分泌物によるコース・クラックルの場合では咳嗽により減少するのが特徴である。

- また、気道炎症に伴う気道内分泌物の量および粘度の変化、気道過敏性による気道攣縮などにより、ウィーズやロンカイといった連続性ラ音がコース・クラックルに加えて聴取される。

- 聴診により病変部位の変化をとらえるには、コース・クラックルの頻度の変化や、付随する連続性ラ音の有無や変化に注意することが重要である。

疾患別

気管支拡張症－症例①
スクウォーク、ロンカイ～コース・クラックル

1 症例・主訴・現病歴

- 64歳、男性。10歳台から痰の量が多く、30歳台から肺炎による入院を繰り返していた。労作時の息切れと低酸素血症の増強のため5年前に在宅酸素療法導入、外来通院中。

2 聴診所見

- 左背部下肺野にて吸気終末にスクウォーク（squawk）を聴取し、呼気中間から終末にかけてコース・クラックルを聴取する。

3 検査所見

- 胸部CT：両側肺に気管支壁肥厚および著明な気管支拡張所見を認め、特に左下肺は病変が強い。
- 肺機能：VC 1.04L（26.8％）、FEV_1 0.75L（23.7％）、FEV_1％ 67％。

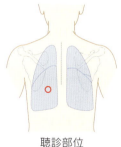

聴診部位

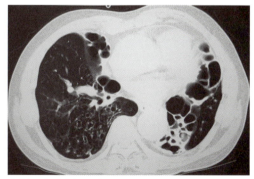

症例写真（胸部CT）

4 診　断

- 気管支拡張症。

5 肺音の解析

- 吸気も呼気も、耳で聴いてもソノグラムでも、非常に複雑な音である。吸気（▶）では後半の2つのスクウォークが目立つ（Ⓐ、Ⓑ）。スクウォークは閉じていた気管支が開放されるときの音と考えられている。一方、呼気（▶）では、ロンカイ（rhonchi）のような音に引き続いて軋むようなクラックルのような音が聞こえる。ロンカイともクラックルとも区別のつきにくいような部分もある。
- ※で示したところは、ソノグラムでは100Hz前後に少し幅広い連続するスペクトルが見られた後（Ⓒ）、クラックルのような断続的な縦線が混じるようになっている（Ⓓ）。
- ※部分の時間軸波形では少し不規則な低周波数（130Hz）のウィーズのような波形で始まって（Ⓔ）、クラックル様波形が周期的に繰り返すロンカイの波形に移行している（Ⓕ）。そして図には示していないが、クラックル様波形が離れて生じるようになるとソノグラムで縦線が認められるようになる。これらは気道の分泌物が関係した音と思われる。

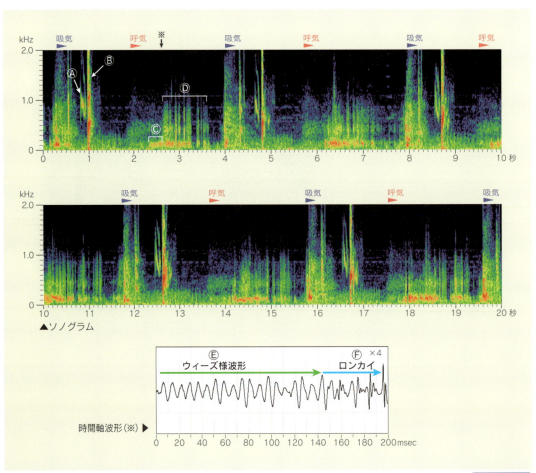

気管支拡張症（左背部下肺野）

気管支拡張症 – 症例②
モノフォニック・ウィーズ（250Hz）

1 症例・主訴・現病歴

- 81歳、女性。50歳の頃より咳、痰が増加。65歳で気管支拡張症、気管支喘息と診断、外来加療中であった。発熱と倦怠感増強あり外来受診。

2 聴診所見

- 吸気前半にウィーズ（wheezes）が聴取される。

3 検査所見

- CT像：両肺、特に下葉に顕著な気管支拡張所見が認められる。
- 肺機能：VC 1.31L（62.4％）、FEV_1 0.76L（51.7％）、FEV_1％ 56.3％。

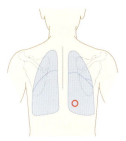

聴診部位

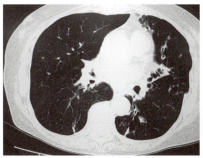 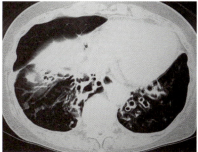

症例写真（胸部CT）

4 診 断

- 気管支拡張症、気管支喘息。

5 肺音の解析

- ソノグラムでは吸気（▶）の前半に持続時間200〜400msecのウィーズを示す横縞が認められる（Ⓐ）。周波数は250〜270Hzとやや低いが、時間軸波形ではきれいなサイン波様でウィーズの波形を示している。背景の呼吸音は正常である。
- ソノグラムをよく見ると吸気初期、ウィーズの出現する前に縦線が1本走っており（Ⓑ）、クラックル（コース・クラックル）が前駆していることがわかる。閉塞した気管支が急激に拡張するときの所見であり、ウィーズとともに気道狭窄を反映していると思われる。

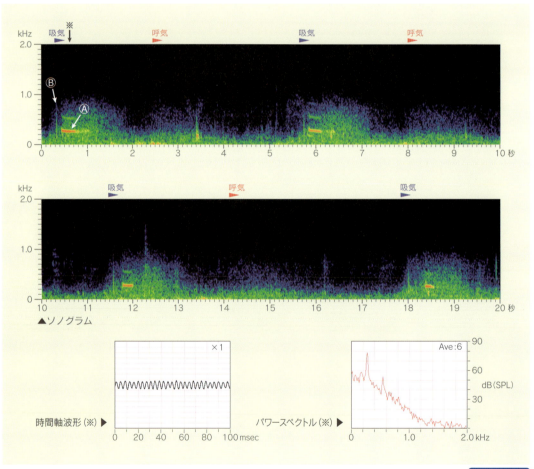

▲ソノグラム

気管支拡張症

気管支拡張症－症例③
コース・クラックル

1 症例・主訴・現病歴

- 68歳、女性。20歳台に気管支喘息、気管支拡張症と診断される。10年前より呼吸器感染症合併による入院を繰り返し、2年前より在宅酸素療法導入。数日前より倦怠感・微熱あり外来受診。

2 聴診所見

- 両側肺野でコース・クラックルを聴取される。左背部下肺野では吸気・呼気全体でコース・クラックルが認められ、特に吸気時が著明に聴取される。

3 検査所見

- 胸部CT：両側肺とも気管支拡張所見が顕著に認められる（左＞右）。
- 肺機能：VC 1.32L（72.5％）、FEV_1 0.56L（37.6％）、FEV_1％ 42.4％

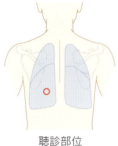

聴診部位

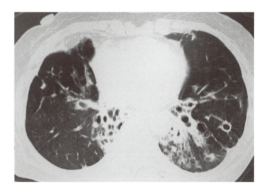

症例写真（胸部CT）

4 診断

- 気管支拡張症、気管支喘息。

5 肺音の解析

- ソノグラムで呼吸音の山に重なる縦の線がクラックルで（Ⓐ）、太い縦線と細い縦線が混在している。吸気（▶）では前半の方が多い。呼気（▶）でもまばらに認められる。呼気ではロンカイを示す横縞も一部で認められる（Ⓑ）。
- ※部分の時間軸拡大波形では、1つ目のクラックルは2CDが5msec程度（Ⓒ）、2つ目のクラックルは15msec程度で（Ⓓ）、さまざまな周期のクラックルが混在していることがわかる。

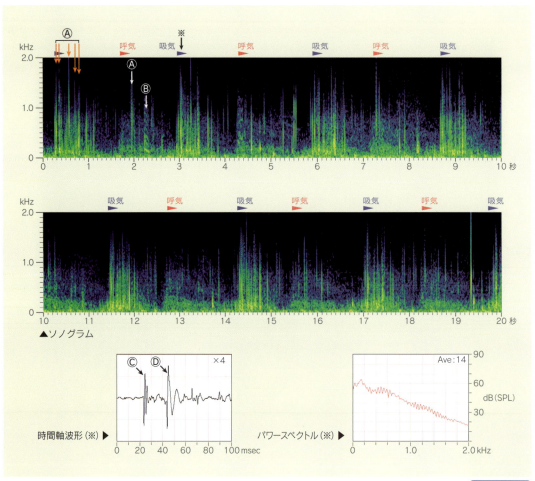

▲ソノグラム

時間軸波形（※）▶　　パワースペクトル（※）▶

気管支拡張症

気管支拡張症－症例④
コース・クラックル＋ロンカイ（＋）肺炎の時期、ロンカイ（−）回復期

1 症例・主訴・現病歴

- 65歳、女性。30年前に気管支喘息、気管支拡張症と診断され外来加療中。数日前から発熱と痰量増加、倦怠感増強あり、入院。

2 聴診所見

- 吸気全般と呼気前半にコース・クラックルが聴取され、呼気後半ではロンカイが聴取される。
- 3日後の聴診では吸気前半と呼気後半にコース・クラックルが聴取されたが、その程度は減少し、呼気のロンカイは消失していた。

3 検査所見

- 胸部X線：元々ある気管支拡張症の所見に加えて、右上葉に新しい浸潤影が認められる。
- 血液検査：白血球数 13,740/μL、CRP 13.1 mg/dL。
- 治療3日後、白血球数 9,300/μL、CRP 1.6 mg/dLと改善傾向を示した。
- 肺機能：VC 2.17L（85.1％）、FEV_1 1.31L（67.9％）、FEV_1％ 63％。

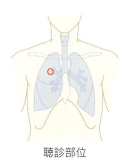

聴診部位

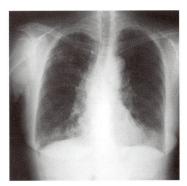

症例写真（胸部X線）

4 診 断

- 気管支拡張症、気管支喘息、肺炎。

5 肺音の解析

① 治療開始時

- ソノグラムでは吸気（▶）の開始時に必ずクラックルを示す縦線があり（Ⓐ）、その後、吸気・呼気とも、まばらな強いクラックルが認められる。呼気（▶）ではその後半部分に唸るような低い音が聞かれるが、その部分ではソノグラム上低い周波数帯域に赤いバンドが横に走っている（Ⓑ）。
- ※１の時間軸波形では、吸気初頭には初動方向が下向きのクラックルが集中してみられる（Ⓒ）。その中には振幅がオーバーレンジになっているものもある（Ⓓ）。２CDの計測では"コース（coarse）"の範囲が多いが、"ファイン（fine）"も認められる。
- 一方、呼気の唸るような音の部分は（※２）、１つの大きな上向きのクラックル（Ⓔ）のあとコース・クラックルのような波形が繰り返している。繰り返しの周波数は22Hz程度である。この音は連続音としてとらえてロンカイと表現するのが普通と思われるが、断続音の印象もないことはない。このようなロンカイとコース・クラックルの境界線上のような肺音は実際には稀ではない。

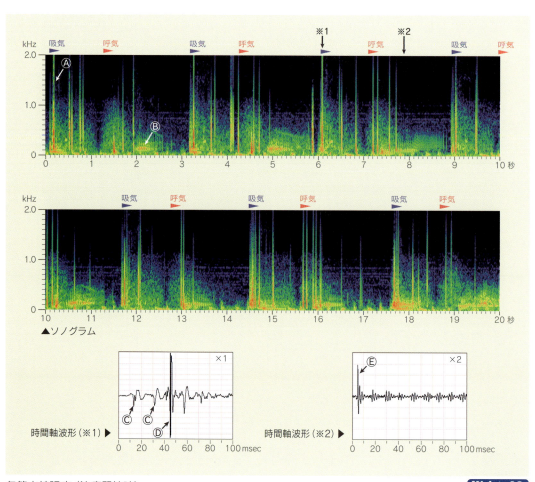

▲ソノグラム

気管支拡張症（治療開始時）

② 治療3日後

❏ 吸気（▶）開始時のクラックルは残存しているが（Ⓕ）、その他のところではクラックルは著明に減少している。また呼気（▶）でみられていたロンカイも消失している。気管支拡張症のコース・クラックルは、虚脱しやすい気道の呼吸に伴う開放・閉鎖に加えて、気道分泌物の影響も大きいと考えられている。この症例は治療により肺・気道の炎症が改善し、気道分泌物が減少したことが、クラックル、ロンカイの減少をきたしたものと思われる。

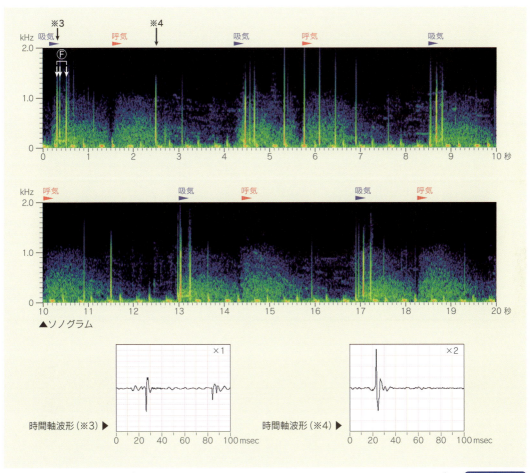

▲ソノグラム

気管支拡張症（治療3日後）

疾患別
びまん性汎細気管支炎（DPB）

- DPB（びまん性汎細気管支炎 diffuse panbronchiolitis）は本邦でその概念・治療法が確立された東アジア地域に多い疾患で、その聴診所見も本邦で肺音図による詳細な検討がなされている。それによると、クラックルは100％、ウィーズは約2/3の症例で認められること、クラックルは主にコース・クラックルであり、吸気・呼気両相に認められるが、吸気では前～中期に限局することなどが特徴とされている。
- 治療により、クラックル、ウィーズとも減少するが、ウィーズの方が先に減少するとされている。これらの聴診所見は気管支拡張症の所見に類似している。

1 症例・主訴・現病歴

- 30歳、男性。喫煙指数10パック・イヤー。生来健康。20歳頃に副鼻腔炎を指摘され、その頃より肺炎を繰り返す。5年前に胸部CTで気管支拡張を指摘される。その後も肺炎を繰り返すが内服抗菌薬で軽快していた。半年ほど前より倦怠感、労作時呼吸苦を自覚するようになり受診。びまん性汎細気管支炎（DPB）と診断され、マクロライド少量投与を開始。

2 聴診所見

- 吸気前半にコース・クラックルを聴取、呼気にもコース・クラックル聴取。

3 検査所見

- 胸部CT：両側下葉優位に気管支拡張と壁の肥厚がみられる（矢印）。両肺上葉には小葉中心性の粒状影がみられ、左上葉や下葉は air trapping を反映し、透過性亢進がみられる。
- 肺機能検査：VC 2.45L（46.3％）、FEV_1 1.39L（30.4％）、FEV_1％ 57.2％。

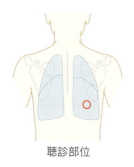

聴診部位

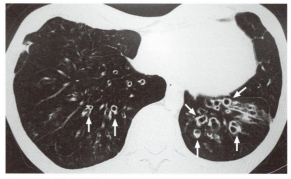

症例写真（胸部CT）

4 診　断

- DPB（びまん性汎細気管支炎）。

5 肺音の解析

- 吸気（▶）の終末部分を除き、全体的にクラックルを示す太い縦線が多く認められる（Ⓐ）。吸気の最初の部分では下向きの小さなファイン・クラックルが多発しているが（時間軸波形・※1、Ⓑ）、それ以外の大半のクラックルは大きなコース・クラックルである（時間軸波形・※2、Ⓒ）。呼吸音はゆっくりとした呼吸をしているため、非常に弱くほとんど聴取できない。

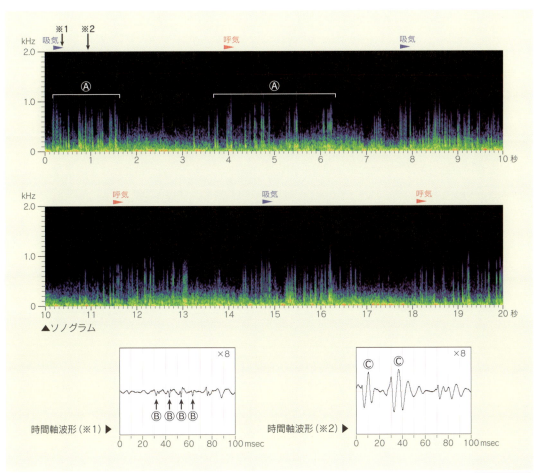

▲ソノグラム

びまん性汎細気管支炎（DPB）（右背下肺野）

Web ▶ 64

疾患別

理学療法前後の聴診所見

❏ ここで述べる理学療法は気道内分泌物の排出促進を目的とした呼吸理学療法を指し、その主な目的は、① 肺でのガス交換の改善、② 気道クリアランス改善、③ 無気肺の予防と改善である。この理学療法開始前と終了時に同一条件下で聴診を行い、比較することでその効果を評価することができる。

❏ 理学療法の対象の多くは肺炎や気管支拡張症、COPD、気管支喘息などの疾患を有し、気道内分泌物が増加した患者であり、原疾患の病期や分泌物の量・粘度により単一ないし複数の副雑音が病変部位や分泌物貯留部位で聴取されることが多い。

❏ しかし、肺炎によるコンソリデーションや無気肺といった換気が低下した部位では副雑音は聴取されず、肺胞呼吸音の気管支呼吸音化や肺胞呼吸音の減弱といった呼吸音の性状変化のみ生じることも少なくない。そのため副雑音のみならず呼吸音変化にも十分注意して聴診することが重要である。

❏ 理学療法により分泌物の排出がなされると、副雑音の強さや頻度は減少することが多い。すなわち痰と関連するコース・クラックルの減少やロンカイの減少である。しかし気管支拡張症患者23名に理学療法前後でコース・クラックルの回数を比較した検討では、16名で減少し7名で増加したという報告がある。コース・クラックルは閉塞気道が急激に再拡張される際にも発生することから、病変部位の換気改善に伴いコース・クラックルが増加する可能性がある。同様に無気肺などの虚脱気道の再拡張においてもクラックルが聴取されることが報告されている。したがってクラックルの動向の解釈については、病状の変化と合わせて総合的に判断する必要がある。

疾患別

理学療法前後の聴診所見の比較 — 症例①
気管支喘息＋気管支拡張症。排痰後ロンカイとコース・クラックルが消失

1 症例・主訴・現病歴

- 61歳、男性。10年前より気管支喘息、気管支拡張症のため外来加療中。今回、息切れ増強と喀痰排出困難のため入院となる。湿性咳嗽と低酸素血症、労作時の息切れが持続しており、その改善目的に呼吸理学療法開始となる。

2 聴診所見

- 理学療法実施前は右前上肺野に吸気全域にロンカイと呼気後半にコース・クラックルが認められた。
- 理学療法実施後は吸気で認められたロンカイは消失し、吸気後半と呼気中間でわずかにコース・クラックルが認められるのみとなった。

3 検査所見

- 胸部CT：両側（右＞左）に気管支拡張所見を認める。
- 肺機能：VC 2.2L（57.7％）、FEV_1 1.16L（37.3％）、FEV_1％ 60.4％。

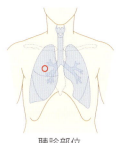

聴診部位

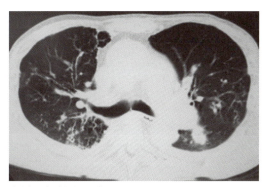

症例写真（胸部CT）

4 診　断

- 気管支拡張症、気管支喘息。

5 肺音の解析

① 理学療法前

- ソノグラムで吸気（▶）の山の非常に低いところにある赤い太い横線は連続性ラ音で（Ⓐ）、時間軸波形（※1）では90Hzのサイン波として現れている。波形からはウィーズでもよさそうであるが、CORSA基準のウィーズの周波数（100Hz以上）より低く、ロンカイと言うべきものと思われる。
- 一方、呼気（▶）では、その後半に柔らかな断続音が続いており（Ⓑ）、それはソノグラム上は主に0.5kHz以下の帯域にみられる縦線、時間軸波形（※2）では幅の広いクラックル様波形の不規則繰り返しであって、コース・クラックルであると言える。聴感上は痰が震えているような音に聞こえる。

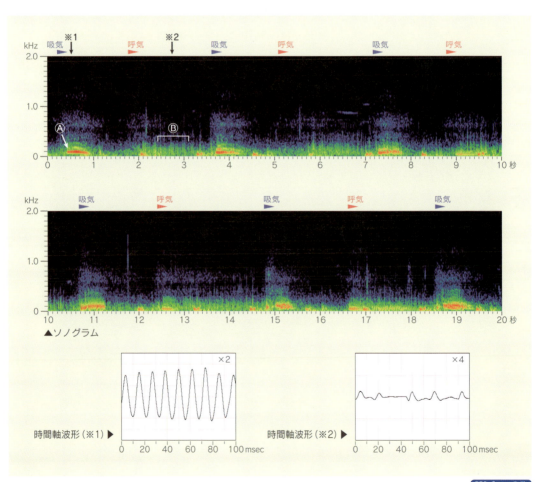

▲ソノグラム

理学療法前（右前上肺野）

② 理学療法後

- 理学療法後はロンカイやコース・クラックルはほぼ完全に消失していて、これらの音が痰によるものであったことがわかる。なお、吸気・呼気とも小さなファイン・クラックルがわずかにまばらに認められる（ⓒ）。

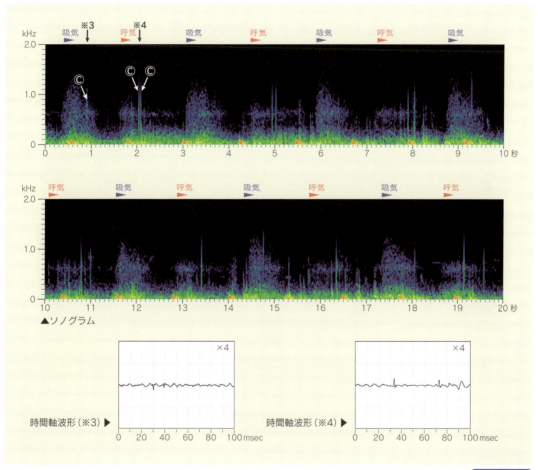

▲ソノグラム

理学療法後（右前上肺野）

理学療法前後の聴診所見の比較 − 症例②
脊椎後側弯症・人工呼吸中。排痰後ロンカイ消失

1 症例・主訴・現病歴

- 63歳、男性。気管支喘息にて外来加療中。脊椎後側弯変形あり。今回嘔吐物誤嚥による誤嚥性肺炎により急性呼吸不全となり人工呼吸管理開始。気道内分泌物増加と無気肺が認められ、その改善目的で呼吸理学療法開始となる。

2 聴診所見

- 吸気4秒、呼気1秒で人工呼吸管理中。
- 理学療法前は、吸気・呼気ともにロンカイが聴取された。
- 理学療法実施後はロンカイがほぼ消失した。

3 検査所見

- 胸部X線写真上、著明な胸郭変形を認める。

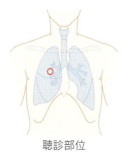

聴診部位

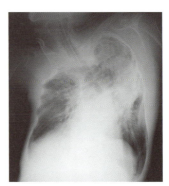

症例写真（胸部X線）

4 診 断

- 気管支喘息、誤嚥性肺炎、無気肺。

5 肺音の解析

① 理学療法前

❏ ソノグラムで認められる最初の山が吸気呼吸音（▶）、4秒ほど間をおいて現れる次の山が呼気呼吸音（▶）である。虚脱しやすい肺で、PEEP（呼気終末陽圧）だけでは虚脱を防げず、このような特殊な設定になっている。理学療法前のソノグラムでは吸気・呼気の呼吸音の山に重なって横縞が認められる（Ⓐ）。

❏ ※1部分の時間軸波形では三角形のような山が繰り返している。その三角の山の繰り返す回数は100msecで18回なので、基本周波数は180Hzであり、ロンカイの波形である。呼吸音以外のところにある横縞は周囲の会話音の混入である（Ⓑ）。

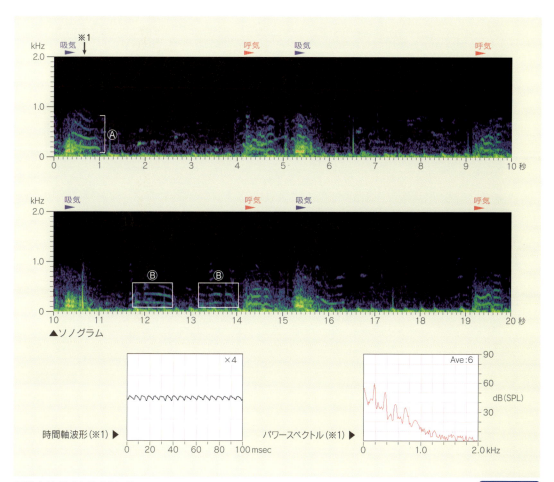

▲ソノグラム

理学療法前（右前上肺野）

② 理学療法後

❏ 理学療法後は、ロンカイが著明に減少し、※2部分のようにごく短時間のみ認められる。ロンカイが痰によるものであったことがわかる。

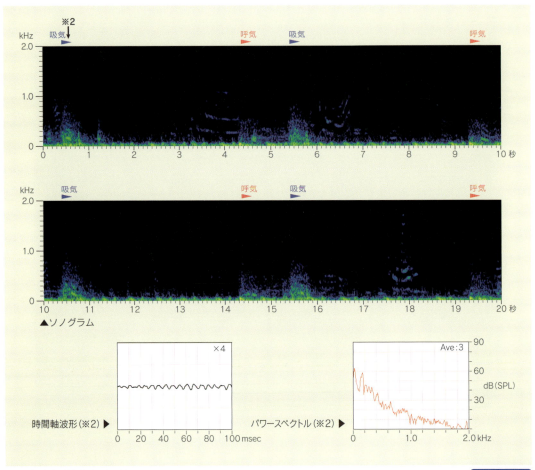

▲ソノグラム

時間軸波形（※2）▶　　　パワースペクトル（※2）▶

理学療法後（右前上肺野）

理学療法前後の聴診所見の比較 − 症例③
気管支拡張症＋気管支喘息。頸部聴診にてクラックルが排痰後に減少

1 症例・主訴・現病歴

- 68歳、女性。気管支喘息、気管支拡張症と診断され外来加療中。数日前より喀痰量増加、発熱あり入院となる。排痰困難で、低酸素血症と息切れの増強あり、その改善目的で呼吸理学療法開始となる。

2 聴診所見

- 理学療法実施前は吸気全域と呼気後半にコース・クラックルが聴取され、呼気前半にウィーズが聴取された。
- 理学療法実施後は吸気前半でまばらにコース・クラックルが聴取され、呼気前半から中ほどにかけてウィーズが聴取された。

3 検査所見

- 胸部CT：両側性に気管支拡張所見を認める。
- 肺機能：VC 1.32L（72.5％）、FEV_1 0.56L（37.6％）、FEV_1％ 51.8％。

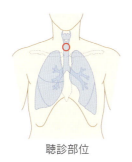

聴診部位

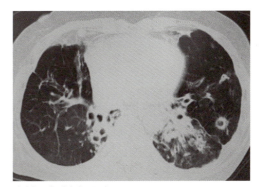

症例写真（胸部CT）

4 診 断

- 気管支拡張症、気管支喘息。

5 肺音の解析

① 理学療法前

- ソノグラムで吸気は短く呼気は延長している。吸気（▶）には多数の細い縦線が認められ（Ⓐ）、クラックルが密に認められることがわかる。時間軸波形（※1）では幅の狭い小さな波形で、計測上はファイン・クラックルの範囲である。この音の収録は気管上頸部で、肺のフィルターを通らないため、気道で生じた原音に近い音が採取されているものと思われる。
- 一方、呼気（▶）はウィーズまたはロンカイを示す横縞と後半のクラックルが混ざった複雑な様相を呈している（Ⓑ）。水平に走る横縞のある部分の時間軸波形（※2）ではクラックルのような波形が0.1秒（100msec）で14個、つまり140Hzの頻度で反復しており、ロンカイの波形であると言える。

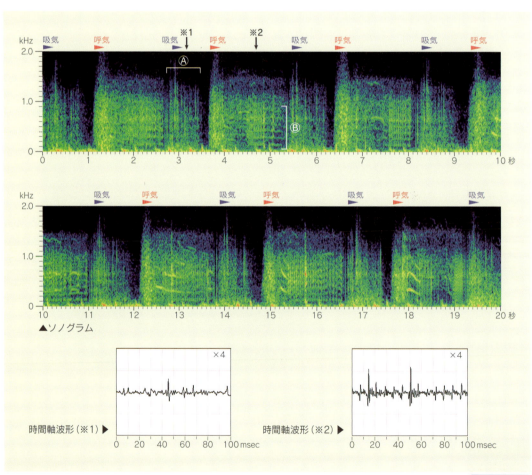

▲ソノグラム

理学療法前（頸部）

② 理学療法後

- 痰が十分に排出されたあとの音で、吸気（▶）ではその始まりの部分に限局して強いクラックルがみられるが（Ⓒ、※4）、それ以外の吸気部分はクラックルが消失し正常呼吸音となっている。
- 一方、呼気（▶）には斜めに走る横縞が認められる（Ⓓ）。※3の横縞部分の時間軸波形はクラックル様の波形が0.1秒で22個、すなわち220Hzの頻度で反復しており、ロンカイの波形である。さらに後半の10秒になると、基本周波数は300〜500Hzと高くなりウィーズと言うべき音に変わっている（Ⓔ）。前後の変化から理学療法前のクラックルの大半は痰による音であったことがわかる。
- ウィーズは理学療法後に増強している。もともと気管支喘息があるため、理学療法手技による積極的排痰により気道攣縮が誘発された可能性もある。

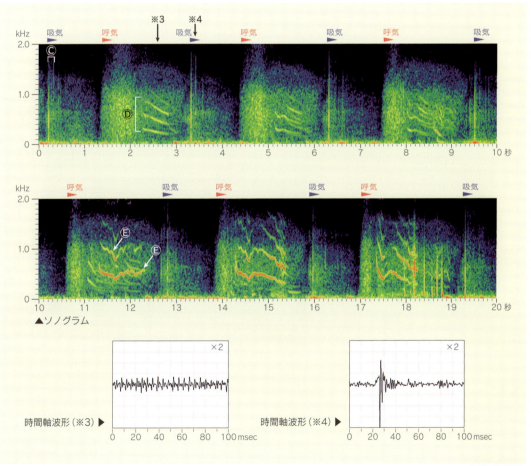

▲ソノグラム

理学療法後（頸部）

Web ▶ 70

疾患別

理学療法前後の聴診所見の比較−症例④
気管支喘息＋COPD。排痰後ウィーズが減少

1 症例・主訴・現病歴

- 72歳、男性。気管支喘息、COPDと診断され外来加療中。数日前より呼吸困難が増強したため入院となる。去痰困難および労作時低酸素血症と安静時息切れがあり、その改善目的で呼吸理学療法開始となった。

2 聴診所見

- 理学療法実施前は呼気のほぼ全域にウィーズが聴取された。
- 理学療法実施後は呼気ウィーズは聴取されるものの、その程度は減弱した。

3 検査所見

- 胸部CT：両側下葉を主体とした肺気腫所見を認める。
- 肺機能：VC 1.43L（40.7％）、FEV_1 0.78L（28.4％）、FEV_1％ 58.6％。

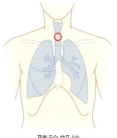

聴診部位

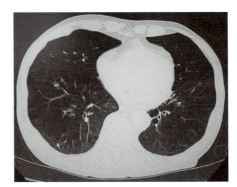

症例写真（胸部CT）

4 診　断

- 気管支喘息、COPD。

5 肺音の解析

① 理学療法前

❏ ソノグラムでは吸気・呼気とも呼吸音のスペクトルは2kHz以上まで伸びている。通常の気管音より高調化しており、かつ強く、荒々しい音に聞こえる。呼気（▶）は延長しており、ほぼその全体に多数のウィーズが認められる（Ⓐ）。※1部分のパワースペクトルでは、基本周波数が420、520、700、760Hzの少なくとも4つのウィーズが認められる（矢印）。

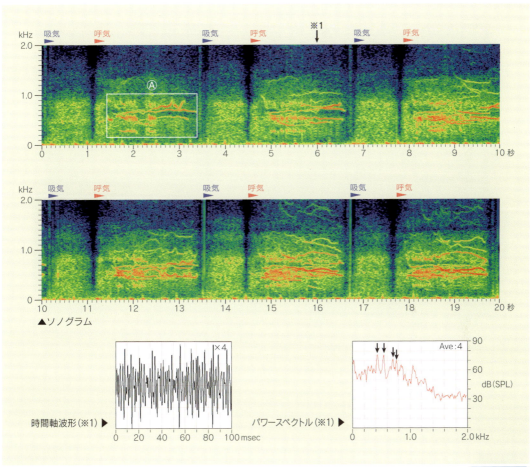

▲ソノグラム

理学療法前（頸部）

Web ▶ 71

② **理学療法後**

▫ 吸気・呼気呼吸音の高調化は続いているが、呼気のウィーズは減少し（Ⓑ）、呼気延長も改善している。この変化は理学療法による排痰によって生じており、ウィーズを生じる気道の狭窄に気道内分泌物も関与していたものと思われる。

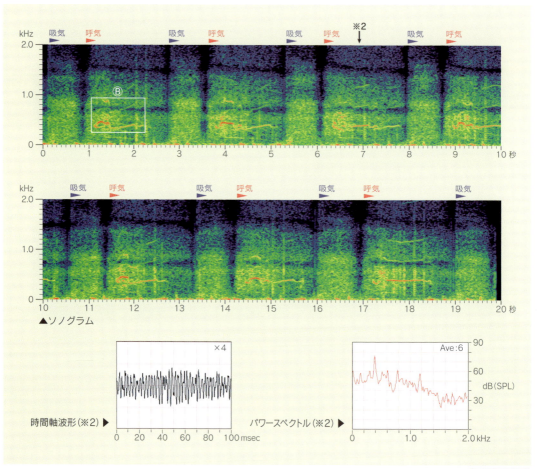

▲ソノグラム

理学療法後（頸部）

疾患別

気管支喘息の聴診所見

- 気管支喘息の聴診所見は、発作時のウィーズが主体であるが、ウィーズまで生じない段階でも、肺胞呼吸音の変化、例えば呼気音の高周波数帯域（600Hz以上）の増大などが観察されることがある。いわゆる「気管支呼吸音」である。この時期には$β_2$刺激薬に反応して呼吸音スペクトルが正常化することが多い。

- さらに典型的な発作になるとウィーズが出現する。気道の浮腫、気道平滑筋の攣縮、気道分泌物の増加などによって気管支内腔が狭小化しフローリミテーションが生じ、その部で気道壁の振動が起こることがウィーズの発生機序と考えられている。呼吸周期の中でウィーズが認められる割合（Tw/Ttot）が1秒量と逆相関することが知られており、ウィーズが呼気時にだけでなく吸気・呼気の両相で聴取されるときの方が気管支の狭窄が高度であることを示している。なお、乳児など年少児の場合、気道分泌物が多く、ウィーズよりもロンカイやラットルのような複雑な波形の音を呈することが多い。

- 喘息発作がさらに高度になると、高度の狭窄のため、あるいは呼吸筋疲労のため十分な気流速度が得られなくなり、ウィーズの消失、呼吸音の減弱を呈することがあるので、注意が必要である。

- 喘息の治療で改善しないウィーズでは、中枢気道の器質的狭窄、喉頭・気管・気管支軟化症などを考慮する必要がある。この際、胸郭外気道狭窄では吸気時にウィーズが発生し、胸郭内気道狭窄では呼気時にウィーズが発生することなどで場所を推測する。

気管支喘息－症例①
気道誘発試験（誘発試験前、誘発直前、誘発時、回復時）

1 症例・主訴・現病歴

- 14歳、男性。3歳発症の気管支喘息。5歳時よりステロイド吸入で治療している。ステロイド吸入を忘れていることが続くと入院を必要とするような発作が生じる。

2 聴診所見

- アセチルコリンを用いた標準法による気道誘発試験中の肺音。試験前の呼吸音は清明。アセチルコリン625 μg/mL 吸入中、吸気・呼気ともに高調呼吸音となる。アセチルコリン2,500 μg/mL 吸入中には吸気・呼気ともにウィーズを聴取。β刺激薬吸入後、ウィーズは消失したが、呼吸音の高調化は持続。

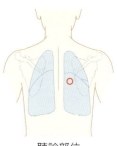

聴診部位

3 検査所見

- 胸部X線：異常なし。
- 気道誘発試験：**表**参照。

表　気道誘発試験（アセチルコリン）

	FEV_1	FEV_1 変化率
負荷前	2.17L	
アセチルコリン625μg/mL 吸入後	2.06L	－5.1％
アセチルコリン2,500μg/mL 吸入後	1.73L	－20.3％
気管支拡張薬吸入	1.94L	－10.6％

- 肺機能検査：アセチルコリン2,500 μg/mL 吸入中に1秒量が前値より20％低下。

4 診　断

- 気管支喘息、気道過敏性軽度。

5 肺音の解析

① 吸入試験開始前

❏ 吸入試験開始前のソノグラムでは、吸気（▶）は低周波数成分が主体の山を形成し、呼気（▶）は不明確な、正常の肺胞呼吸音パターンを呈している。

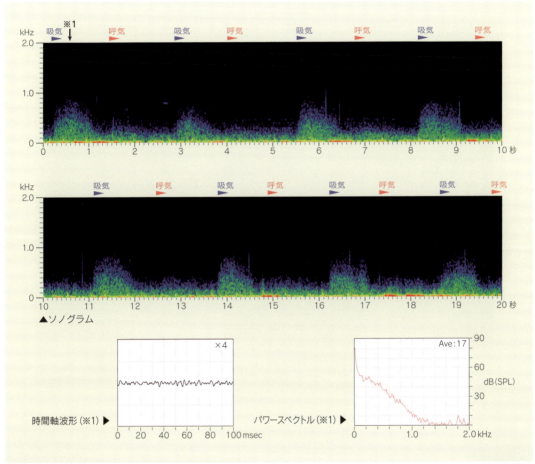
▲ソノグラム

吸入試験開始前

② アセチルコリン625μg/mL吸入後

❏ アセチルコリン吸入後の、閾値に達する前の呼吸音では、吸気（▶）の山は高い周波数成分が増えたことと、吸気の山の高さに近い呼気（▶）の明確な山が出現し（Ⓐ）、気管支呼吸音のような性状に変化したことが大きな特徴である。また吸気後半でところどころウィーズが出現している（Ⓑ）。喘息発作の起こりかけの時期には、このように背景の呼吸音が高調化することがしばしば認められる。

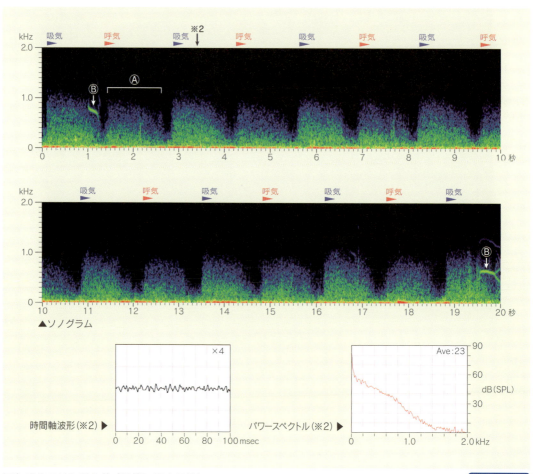

▲ソノグラム

アセチルコリン吸入後（閾値に達する前）

③ 吸入誘発時

❏ 誘発閾値のアセチルコリン2,500μg/mL吸入後は、吸気・呼気ともポリフォニック・ウィーズを示す多数の横縞が認められる（ⓒ、ⓓ）。パワースペクトルでは、吸気（※3）では2.3kHz、1.7kHz、0.8kHz、0.4kHz、0.3kHzなど、呼気（※4）では1.1kHz、0.7kHz、0.6kHz、0.4kHzなど多数の周波数のウィーズが認められる。その分布と変動の形状から、それらは倍音ではなく、それぞれが基音であると思われ、多数の気管支の収縮部位から発生しているものと思われる（高周波数までウィーズがあるのでソノグラムは3kHzまで表示している）。

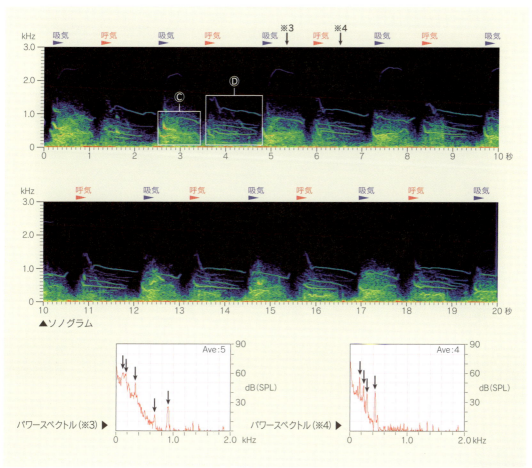

▲ソノグラム

吸入誘発時

④ 気管支拡張薬吸入後

❏ 気管支拡張薬吸入後は、ウィーズは消失したが、吸気呼吸音の高調化と呼気呼吸音の増強は残存しており、完全には回復していないことを示している。

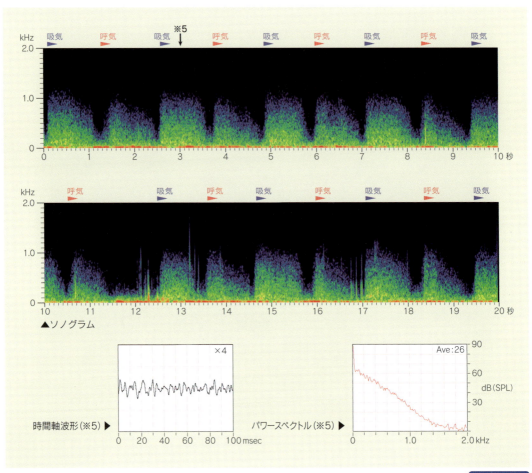

気管支拡張薬吸入後

気管支喘息 - 症例②
ラットルとロンカイが聞かれる例

1 症例・主訴・現病歴

- 3歳、男児。小顎症、胃食道逆流症、気管支喘息（1歳発症、吸入ステロイド薬、ロイコトリエン受容体拮抗薬使用）にて近医加療中であった。入院3日前より咳嗽、喘鳴が強く、夜間の睡眠障害あり、低酸素状態であったため、入院となる。

2 聴診所見

- 吸気終末に短時間のウィーズ、呼気時にロンカイを聴取する。

3 検査所見

- 左S^{10}領域に浸潤影あり。

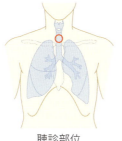

聴診部位

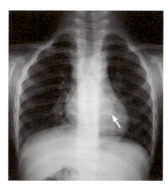

症例写真（胸部X線）

4 診 断

- ウイルス性肺炎、気管支喘息（中発作）。

5 肺音の解析

❑ 吸気（▶）ではその始まりの部分にキューという持続の短いウィーズが認められる（Ⓐ）。一方、呼気（▶）の山には400Hz以下の広い帯域に、縞状構造を欠いた雑音様の強いスペクトル分布が認められ（Ⓑ）、ラットルに相当する所見である。しかし、なかにはロンカイのような横縞構造を持つ部分もあり、ロンカイとラットルは近似した状態を表わしているように思われる。ラットルと思われる部分（※）の時間軸波形は、周期性を欠いた不規則な波形である。

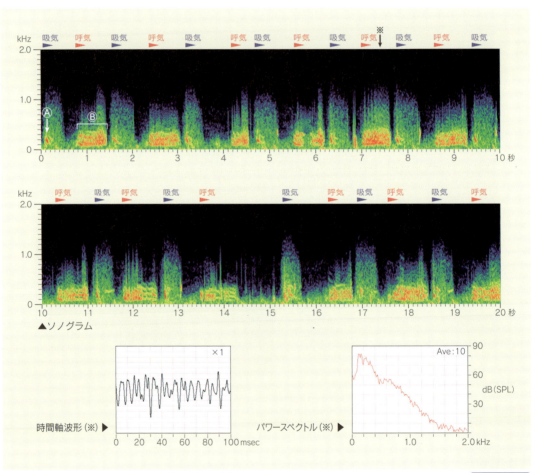

▲ソノグラム

気管支喘息（ラットル、ロンカイが聞かれる例）

Web ▶ 77

気管支喘息－症例③
ウィーズが聞かれる例

1 症例・主訴・現病歴

- 1歳、男児。9か月時にRSウイルス細気管支炎に罹患、その後から反復性喘鳴を繰り返しており、ロイコトリエン受容体拮抗薬投与を継続されている。
- 入院2日前より咳嗽を認め、喘鳴が著明となり、低酸素状態であったため、入院となる。

2 聴診所見

- 肺野全体に吸呼気時にウィーズを聴取。

3 検査所見

- 明らかな肺炎像なし。

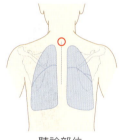

聴診部位

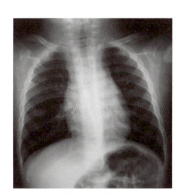

症例写真（胸部X線）

4 診　断

- 気管支喘息（中発作）。

5 肺音の解析

- 吸気・呼気ともに多数のウィーズが聴取される。ソノグラムでは横または斜めに走る赤い筋がウィーズで、吸気（▶）では周波数がやや低いウィーズである（Ⓐ）。呼気（▶）では周波数の高いウィーズが入り混じっている（Ⓑ）。※部分のスペクトルをみると、少なくとも3つ（540Hz、690Hz、860Hz）の周波数が混じっている。典型的なポリフォニック・ウィーズである。

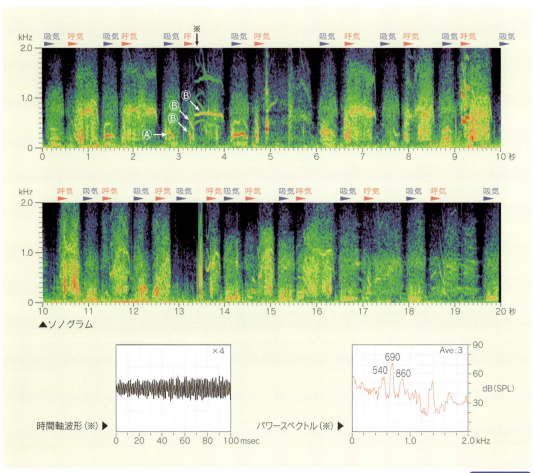

▲ソノグラム

気管支喘息（ウィーズが聞かれる例）

気管支喘息-症例④
ウィーズとロンカイが聞かれる例、咳による変化

1 症例・主訴・現病歴

- 10歳、男児。3歳発症の気管支喘息。吸入ステロイド薬、ロイコトリエン受容体拮抗薬、テオフィリン徐放製剤にてコントロール中（アドヒアランス不良）であった。
- 入院2日前より発熱、咳嗽を認めていたが、徐々に喘鳴が著明となり、低酸素状態であったため、入院となる。

2 聴診所見

- 両側肺野の呼吸音低下、吸気時にウィーズ、呼気時にロンカイを聴取する。
- 咳嗽後に吸気時のウィーズ消失、呼気終末にウィーズとロンカイが混在。

3 検査所見

- マイコプラズマ抗体価（PA法）はペア血清で4倍以上の上昇あり。
- 胸部X線：異常なし。

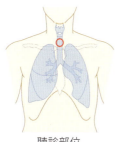

聴診部位

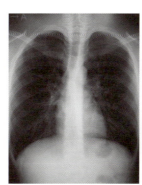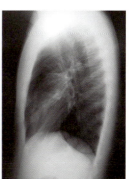

症例写真（胸部X線）

4 診　断

- マイコプラズマ感染症、気管支喘息発作（中発作）。

5 肺音の解析

① 咳嗽前

- ソノグラムをみると吸気（▶）では斜めにあるいは上がり下がりのある横縞がみられ（Ⓐ）、呼気（▶）では水平に近い密な横縞が認められる（Ⓑ）。平行な等間隔の横縞がある場合、その最も周波数の低いもの、または、横縞の周波数の間隔が基本周波数になる。呼気の矢印部分（※1）は基本周波数100 Hzで、これは時間軸波形でコース・クラックルのような波形が繰り返す周波数（100 msecで10回＝100回/秒）に一致する。一方、吸気の矢印部分（※2）の周波数は500 Hzで、時間軸波形で20 msecあたり約10個の圧縮されたサイン波様波形が認められることと合致している。吸気ではさまざまな基本周波数のウィーズが混ざって複雑な音となっており、呼気ではほぼ1つの基本周波数の持続時間の長いロンカイが認められる。

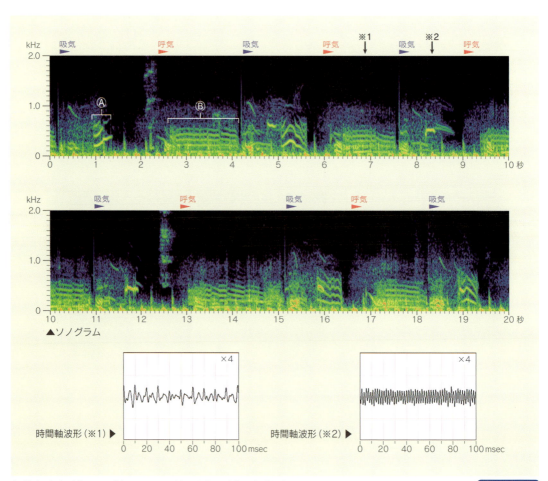

▲ソノグラム

気管支喘息（ウィーズとロンカイが聞かれる例、咳嗽前）

② 咳嗽後

❏ 咳のあとソノグラムの様相が変化している。4秒目からの2呼吸は、吸気（▶）は正常で、呼気（▶）は終末部分にやや低いウィーズが認められるのみになっている（Ⓒ）。しかし9秒目頃の吸気でコース・クラックルが出現（Ⓓ）、10秒目以降の呼吸では呼気にロンカイが現れ（Ⓔ）、さらに17秒目からは吸気にもウィーズが出現している（Ⓕ）。すなわち、咳による痰の動きや気道のトーヌスの変化により一時的に軽減していた副雑音が、痰の動き等により再び出現してきているものと思われる。

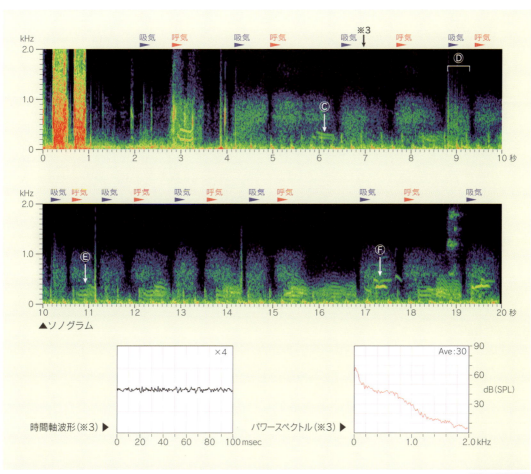
▲ソノグラム

気管支喘息（ウィーズとロンカイが聞かれる例、咳嗽後）

疾患別

気管支喘息－症例⑤
気管支喘息大発作

1 症例・主訴・現病歴

- 8歳4か月の女児。前日から咳嗽、喘鳴があり、症状の持続とSpO₂低下（86％）のため受診。治療にイソプロテレノール持続吸入療法を要した。

2 聴診所見

- 全肺野で呼吸減弱。吸気・呼気時にウィーズとロンカイ聴取。陥没呼吸あり。

3 検査所見

- 血液検査：白血球数 17,390/μL、CRP 7.39mg/dL。
- 胸部X線：右中葉に浸潤影。

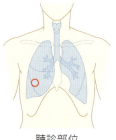
聴診部位

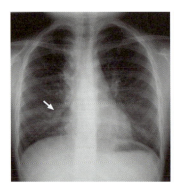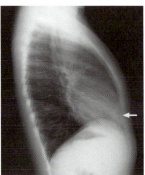
症例写真（胸部X線）

4 診 断

- 気管支喘息大発作、肺炎。

5 肺音の解析

❏ 呼吸音は減弱し、吸気・呼気ともロンカイが認められる（Ⓐ）。さらに、吸気（▶）ではその中ほどに急激に立ち上がるスクウォークも認められる（Ⓑ）（※1の時間軸波形Ⓒ）。呼気（▶）のロンカイにも※2の時間軸波形のような急激な立ち上がりを示すものもある（※2の時間軸波形Ⓓ）。大発作で気道狭窄が強く、換気量が低下していること、気道の閉鎖・開放を繰り返していることなどがうかがわれる。

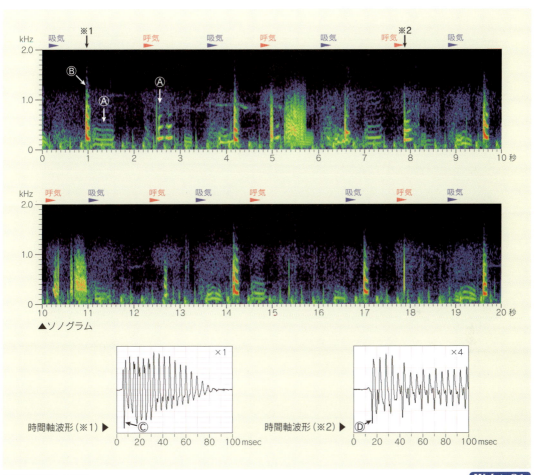

▲ソノグラム

気管支喘息大発作

"Noisy Breathing"

- 気管支喘息患者を診察していると、聴診器を胸に当ててもウィーズは聴こえないのだが、若干荒々しい呼吸音が口元から聞こえてくることがある。そのようなときの患者さんのコンディションは悪く、スパイロを吹かせると1秒量は低下している。多くの臨床医が体験しているこの現象に着目し、科学的に検証したのは英国の呼吸器科医のForgacsである (Forgacs P, et al. Breath sounds. Thorax 1971；26：288-295)。彼によればこの観察は1819年Laennecによりすでに記載されていたが、その後顧みられなかったとのことである。

- Forgacsは、気管支喘息、慢性気管支炎、肺気腫の患者と正常人で口元での流量をニューモタコで測定、ニューモタコの先端から2cmの位置に置いたマイクの出力とともに、オシロスコープ画面に表示（Y軸：流量、X軸：マイク出力）、それをポラロイドで撮影するという方法で、呼吸流量と口元の呼吸音との関係を解析した。その結果、喘息や慢性気管支炎では流量の立ち上がりに対する呼吸音の立ち上がりが急峻であり、その立ち上がりを正常人を基準にdBとして表すと、1秒量と負の相関があることを示した。つまり荒々しい呼吸音はこれらの疾患では閉塞性障害を表しており、その機序は気管から区域気管支までの間の気道の狭小化による局所流速の増大であると推測している。一方、肺気腫ではこのような関係がなく気道閉塞部位の違いによると推測している。さらに気管支拡張薬でこの呼吸音は弱くなること、気管支喘息では運動負荷後30分以上にわたって呼吸音増強が続くことも証明している。

- Forgacsの推論が事実であれば、胸壁上での呼吸音にも影響が表れるはずであるが、それを最初に証明したのは、著者の知る限りでは、日本医科大学小児科の坂本であると思われる (坂本純一. 喘息児の呼吸音分析に関する研究. 日児誌 1987；91 (7)；1575-1587)。坂本は、113名の喘息児の呼吸音を解析し、肺胞呼吸音のパワースペクトル概形の下降脚のスロープに着目し、喘息児は非発作時でもスロープが低下（高周波数成分が増加）していること、運動誘発でスロープが著しく低下することなどを示した。その後、ヒスタミン負荷で肺胞呼吸音の中心周波数が増大することを示したAndersonの論文 (1990) が発表され、それを契機に同様の研究が相次いで発表された。

- このような呼吸音スペクトルの変化で気道閉塞が評価できれば、スパイロに頼らないモニタリングができる可能性がある。カナダの小児科医のPasterkamp (1997) はメサコリン負荷下で胸壁上7か所の呼吸音の厳密な測定を行った結果を発表しているが、肺音の指標は診断能（感度、特異度）の面では実用の域には達していない。Forgacsも指摘しているように、気管支喘息での気道閉塞は不均等に起こる可能性が高く、そのことが胸壁上の呼吸音スペクトルの動向を複雑にしている可能性がある。一方で気管音は全体を反映する可能性があるが、声門の影響を受けやすいという問題がある。そろそろブレークスルーが望まれるところである。

疾患別

小児科領域の聴診

- 小児の場合、安静呼吸でも聴診器を胸壁にあてると正常肺音を聴取しやすいことはよく経験する。肺が小さく、気管支が胸壁に近く、さらに胸壁が薄いため音の伝導が良好であるからだと考えられ、その点では小児は肺音から情報を得やすいと言える。

1. 小児でみられる副雑音の特徴

- 連続性ラ音：

細気管支炎や喘息発作時においてはウィーズ (wheezes) を聴取する。年少児、特に乳児ではウィーズと言われている副雑音には、実際にウィーズであることもあるが、ロンカイ (rhonchi) やラットル (ruttle) が多く含まれていることが指摘されている。ロンカイは基本周波数200Hz以下の周期性の波形であり、またラットルは低周波数の不規則な波形であり、ともに分泌物の存在と関連していると考えられている。

このほか、クループ症候群（喉頭炎）では、吸気時に喉頭部由来の連続性ラ音を聴取するが、これはしばしば聴診器なしでも聞こえ、ストライダー (stridor) として区別される。

- 断続性ラ音：

コース・クラックル (coarse crackles) は肺炎時によく聴取される。ファイン・クラックル (fine crackles) が聴取されることは小児ではまれである。

2. 小児での肺音計測の意義

- 肺機能検査への協力が得られにくい小児では、肺音解析による肺音スペクトル分布指標が気道閉塞の評価に有用である可能性がある。また学童期以降の難治性喘息でしばしば認められる声帯機能異常 (vocal cord dysfunction；VCD) は喘息発作との鑑別が困難な場合があるが、喉頭部でモノフォニック・ウィーズが聴取されること、両側肺野対称性に音が到達することを音響解析で確認することで喘息とは区別される。

- このほか、最近では600人以上の呼吸器疾患小児（5歳未満）を対象に副雑音を録音解析し、肺炎などの診断アルゴリズムのひとつに位置づけようという試みがなされている。

【注】小児喘息は「気管支喘息編」に収載したので、そちらを参照のこと (☞p.126〜139)。

小児疾患−症例① 細菌性肺炎①

1 症例・主訴・現病歴

- 3歳、男児。数日前から咳嗽、鼻汁。前日より発熱があり、夜間咳で眠れず受診。

2 聴診所見

- 右背部で吸気にコース・クラックルを聴取。

3 検査所見

- 血液検査：白血球数 19,800/μL、CRP 5.8mg/dL。
- 胸部X線：右上葉・下葉、左下葉に浸潤影。

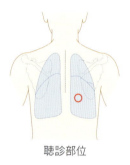

聴診部位

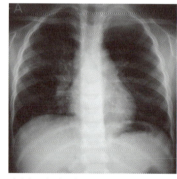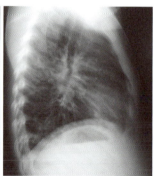

症例写真（胸部X線）

4 診断

- 急性肺炎。

5 肺音の解析

❏ 吸気（▶）の中ほどに、クラックルを示す縦線が認められる（Ⓐ）。時間軸波形では、2CDは10msecを少し超える程度で、コース・クラックルに相当する（☞p.173）。背景の吸気、呼気の呼吸音は正常で、気管支呼吸音化は生じていない。

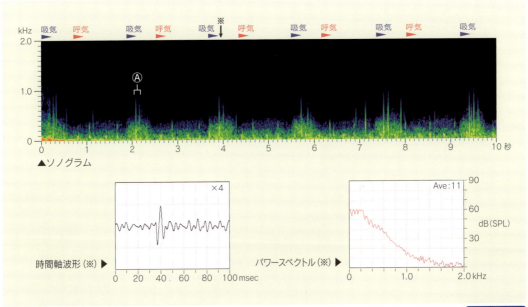

▲ソノグラム

時間軸波形（※）▶　　　パワースペクトル（※）▶

小児、細菌性肺炎

小児疾患 – 症例② 細菌性肺炎②

1 症例・主訴・現病歴

6歳3か月の女児。7日前に発熱、湿性咳嗽があり、症状が持続するため受診。

2 聴診所見

右肺で深呼吸時にコース・クラックル聴取。

3 検査所見

- 血液検査：白血球数 14,150/μL、CRP 8.55mg/dL。
- 胸部X線：右上葉（S^2）、右中葉（S^5）に浸潤影。

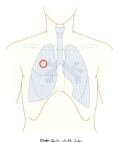

聴診部位

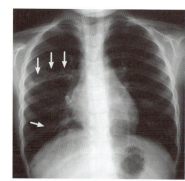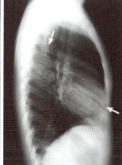

症例写真（胸部X線）

4 診 断

急性肺炎。

5 肺音の解析

- 吸気（▶）ではコース・クラックルが散発的に（Ⓐ）、呼気（▶）では主に後半にコース・クラックルが密集して認められ、コース・クラックルとロンカイの中間的な性質の音を呈している（Ⓑ）。また、最初の吸気・呼気に認められる副雑音（Ⓒ）は持続は30〜40msecで、クラックル（通常20msec未満）とするには長く、スクウォークと言ってもよいかもしれない。クラックルとスクウォークの中間的な性質である。
- 背景の呼吸音については、高調化や呼気の増強はなく、いわゆる気管支呼吸音化は認めない。肺炎の範囲が小さいためと思われる。

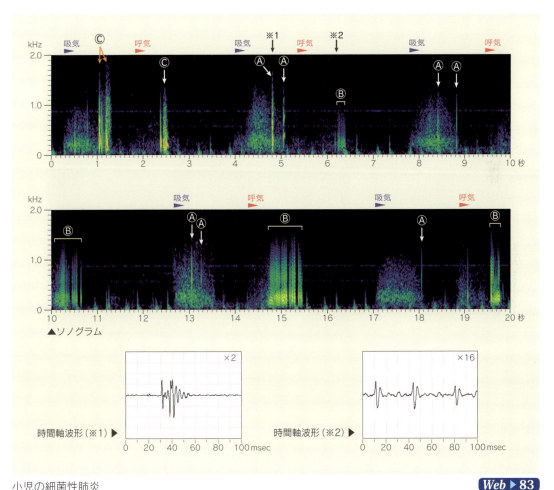

▲ソノグラム

小児の細菌性肺炎

小児疾患－症例③　マイコプラズマ肺炎

1 症例・主訴・現病歴

- 6歳6か月の女児。7日前に発熱、咳嗽あり。抗菌薬を内服するも熱、咳嗽が持続するため当科紹介受診。

2 聴診所見

- 両肺で、深呼吸で吸気・呼気時にコース・クラックル聴取。

3 検査所見

- 血液検査：白血球数11,690/μL、CRP 0.24mg/dL、マイコプラズマ抗体価160倍。
- 胸部X線：右中葉、左舌区に浸潤影。

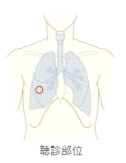

聴診部位

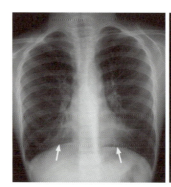 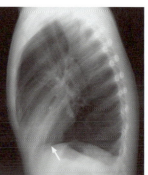

症例写真（胸部X線）

4 診　断

- マイコプラズマ肺炎。

5 肺音の解析

- 吸気（►）では後半にまばらにクラックルが認められ（Ⓐ）、呼気（►）には主に後半に密にクラックルが認められる（Ⓑ）。呼気の※2部分の時間軸波形では、2つのクラックルが対をなしたような形で（Ⓒ）、それが規則的に繰り返している。その出現頻度は低いのでブツブツといった音に聞こえるが、もう少し出現頻度が高くなるとロンカイというべきものになると思われる。
- 波形計測上は2CDが10msec未満と短いが、IDWは1.5msec程度と長く、聴感も含めてコース・クラックルとするのが妥当と思われる。

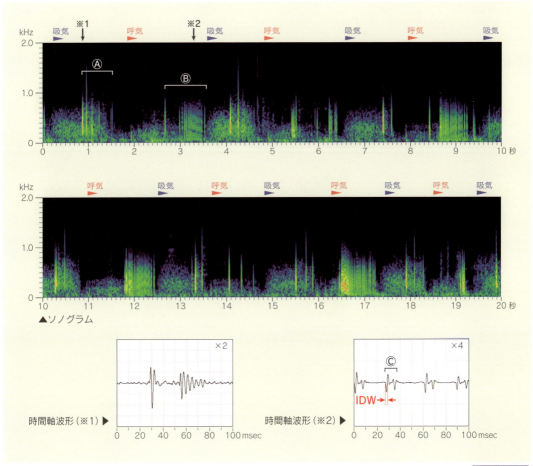

▲ソノグラム

小児のマイコプラズマ肺炎

疾患別

小児疾患-症例④　ウイルス性細気管支炎①

1 症例・主訴・現病歴

- 3か月の男児。1週間前から咳嗽、鼻汁あり。前日より喘鳴が出現、悪化し、受診。

2 聴診所見

- 右上前胸部で吸気にコース・クラックルを聴取、全肺野で呼気時にウィーズ聴取。
- （睡眠時に測定）

3 検査所見

- 血液検査：白血球数 13,720/μL、CRP＜0.3mg/dL。
- 鼻汁迅速検査：RSV陽性。
- 胸部X線：右上葉、中葉に浸潤影。

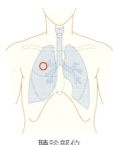

聴診部位

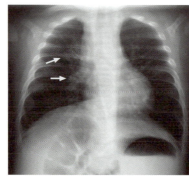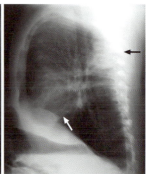

症例写真（胸部X線）

4 診　断

- RSウイルス性細気管支炎・肺炎。

5 肺音の解析

- 吸気（▶）ではクラックルを示す縦線が認められる（Ⓐ）。時間軸波形では、2CDは6msec程度であるが、IDWは2msecと広いこと、聴感的印象などからコース・クラックルと言った方がいいと思われる。呼気（▶）ではロンカイが認められる（Ⓑ）。波形は大きなとがった山とそれに引き続く小さな山からなる波形群の繰り返しでロンカイの波形であり（Ⓒ）、その基本周波数は60〜200Hz程度である。
- 背景の呼気の呼吸音は増強している。
- このほか1つ目の吸気ではごく短時間のスクウォークが認められる（Ⓓ）。

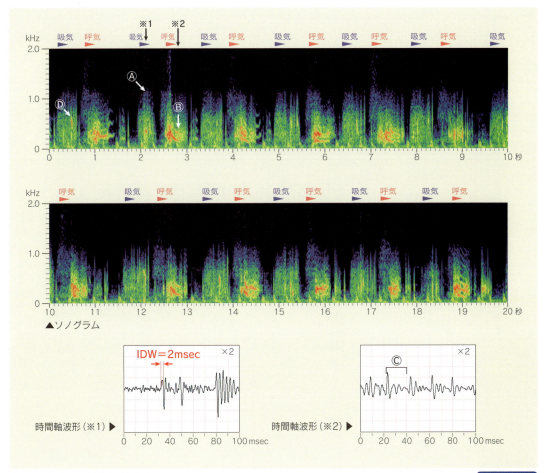

▲ソノグラム

小児のウイルス性細気管支炎

小児疾患－症例⑤　ウイルス性細気管支炎②

1 症例・主訴・現病歴

- 1歳1か月男児。2週間前に発熱、咳嗽、鼻汁があり、細菌性肺炎のため抗菌薬静注を行って一旦軽快。前日に再発熱し咳嗽が悪化した。喘鳴、粘稠性痰が出現し受診。

2 聴診所見

- 両肺で呼気時にロンカイ聴取（安静睡眠時）。

3 検査所見

- 血液検査：白血球数 11,690/μL、CRP 0.17mg/dL。
- 鼻汁迅速検査 RSV：陽性。
- 胸部X線：右中葉、左舌区に浸潤影（両心陰影のシルエットサイン陽性）。

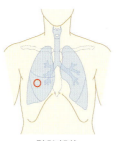

聴診部位

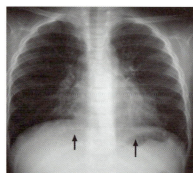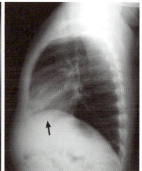

症例写真（胸部X線）

4 診断

- RSウイルス性細気管支炎・肺炎。

5 肺音の解析

- 吸気呼吸音のあと、ソノグラム上は弱い正常呼気呼吸音があり、それに引き続く呼気（▶）の中期から終末部分はロンカイの横縞で占められている（Ⓐ）。
- ※部分は聴感上、軋むような性質の音のロンカイで、時間軸波形ではクラックルのような波形が100msecに8個、すなわち80Hzの頻度で繰り返している。パワースペクトルでも80Hzごとにピークが認められる。ソノグラムでも横縞のようにも縦縞のようにも見える画像で、ロンカイと反復するクラックルの中間的な音であると思われる。粘稠な痰の貯留に関連した音であると思われる。

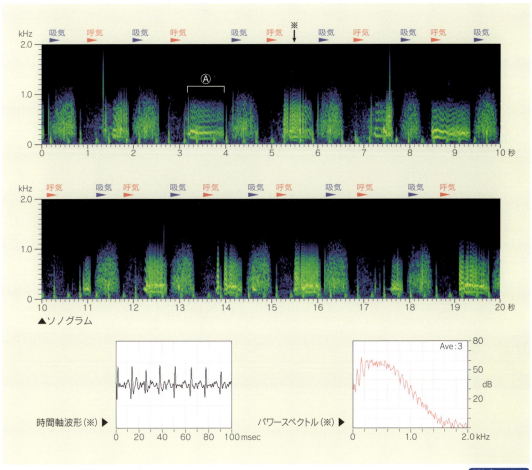

▲ソノグラム

小児のウイルス性細気管支炎

小児疾患−症例⑥　クループ症候群

1 症例・主訴・現病歴

- 1歳、女児。入院2日前より発熱を認め、入院1日前より犬吠様咳嗽を認めた。入院日の朝より吸気性喘鳴、陥没呼吸を認めたため、入院となる。

2 聴診所見

- 吸気時にストライダー (stridor) を聴取する。

3 検査所見

- 頸部X線：声門下気管の尖塔様狭窄を認める。

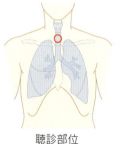

聴診部位

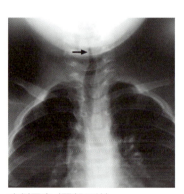

症例写真（頸部X線）

4 診　断

- 急性喉頭炎、ヒトメタニューモウイルス感染症。

5 肺音の解析

❑ 横縞で示される泣き声の後の吸気に0.7〜0.8kHzのやや広い横に走る赤い帯（Ⓐ）が認められるのがクループ症候群による喉頭起源の吸気性喘鳴（ストライダーstridor）である。非常に強い音で、聴診器を当てなくとも、耳で聴取される。

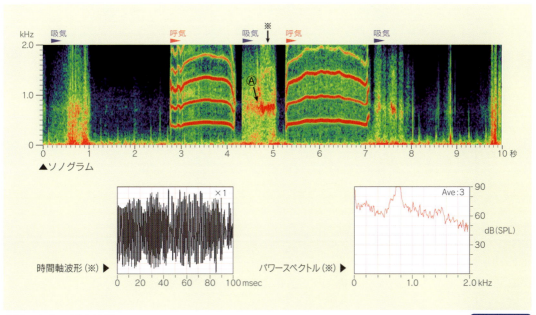

▲ソノグラム

小児、クループ症候群

小児疾患−症例⑦　声帯機能異常（VCD）

■1 症例・主訴・現病歴

❏ 14歳、女子。5歳時に気管支喘息発症、小学校高学年になって学校不適応、中学生になってからは喘鳴発作の頻度が多くなり、治療抵抗性となったため、精査目的で入院。

■2 聴診所見

❏ 全肺野で吸気、呼気に喘鳴を聴取。

■3 検査所見

❏ 喉頭ファイバースコピー：吸気でも呼気でも写真のように声帯は内転し声門はほぼ閉鎖していた。
❏ 肺機能検査：VC 2.36L（82％）、FEV_1 1.51L（59％）、FEV_1％ 64.0％。

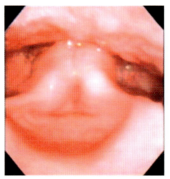

症例写真（喉頭ファイバー写真）

■4 診　断

❏ 声帯機能異常（vocal cord dysfunction；VCD）、気管支喘息。

5 肺音の解析

① 頸　部

❏ 頸部の呼吸音では、吸気、呼気に基本周波数 200〜300Hz 程度の連続性ラ音が認められる（Ⓐ、Ⓑ）。ロンカイとウィーズの中間的な周波数である。その波形は高調波を伴うものが多いが、単純な正弦波様のものも認められる。複数の音が重なる部分はなく、モノフォニックである。なお、背景の気管呼吸音は低流量にもかかわらず高調で強く、声門の狭小化を反映している。

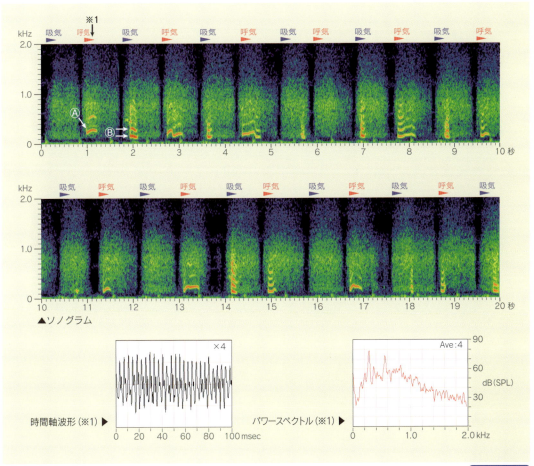

▲ソノグラム

声帯機能異常（頸部）

② 肺野（左背側中肺野）

- 肺野（左背側中肺野）では、呼吸音は弱いが、連続性ラ音は明確に認められる（Ⓒ、Ⓓ）。頸部の音と同時収録した肺音で、頸部の連続性ラ音と全く同じものであることが読み取れる。※2部分の波形は、肺野では高調波が肺を通る間に吸収されるため（低域通過フィルター）、単純な正弦波様に変わっている。なお、右の肺野でも同時収録しているがほぼ同じ結果で、相互相関関数の検討から、この音が中枢気道由来であることがわかっている。
- 肺野での呼吸音が弱いのは、声門が機能性に狭小化しているため高い流量の呼吸ができないためと思われる。

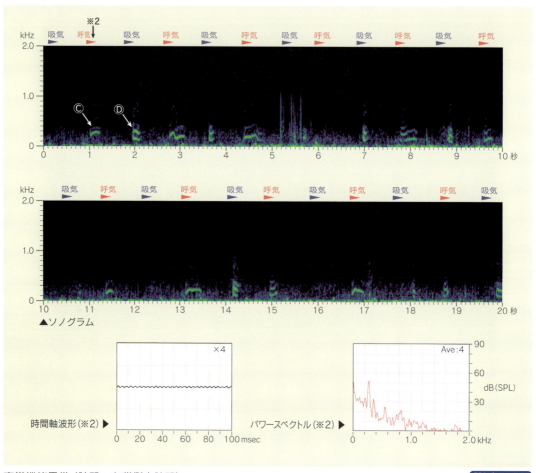

▲ソノグラム

声帯機能異常（肺野、左背側中肺野）

腫瘍による気管狭窄

- 腫瘍性の気管狭窄では、ウィーズが聴取されることもあるが、狭窄の程度によりウィーズを呈さないことも多い。ただし、ウィーズを呈さない場合でも、呼吸音の高調化がみられることがあることが報告されている。ウィーズにせよ呼吸音の高調化にせよ、それらの変化は気管上頸部では聴取できても、肺野の聴診では聴取できない可能性が高いので、中枢部の気道病変を疑うときは必ず気管上頸部の聴診を行うことが重要である。

1 症例・主訴・現病歴

- 79歳、女性。3年前から労作時呼吸困難出現。その後喘鳴も加わり、受診。

2 聴診所見

- 頸部では吸気時に「ヒュー」という高調喘鳴音を聴取した。胸壁上の肺音は正常。

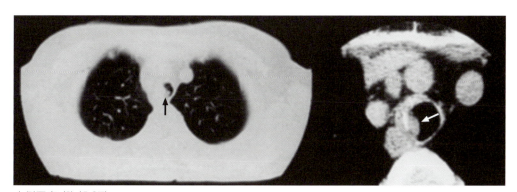

症例写真（胸部CT）

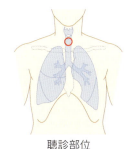

聴診部位

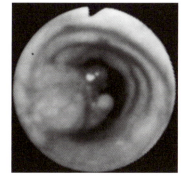

症例写真（気管支鏡写真）
（佐野公彦ら：気管腫瘍（腺様嚢胞癌）の切除前後の呼吸音の変化．日呼吸会誌 37(12);988, 1999より）

3 検査所見

- 胸部CT：気管下部、左側から隆起する腫瘤による気管内腔の狭窄（矢印）。
- 気管支鏡検査：気管内腔を大部分閉塞する腫瘤を認め、生検で腺様嚢胞癌と診断。

4 診　断

- 気管腫瘍（腺様嚢胞癌）。

5 肺音※の解析

【※】この音のデータは過去に収録されたものを再構成して使用しているため、他の肺音データとは収録条件が若干異なっている。

① 手術前

- 手術前の気管呼吸音は、ソノグラムでは吸気・呼気とも1.5kHz前後に普通ではみられない周波数帯域にスペクトルが認められる（Ⓐ）。これは聴覚的には「ヒュー」という音に対応する。この音は原音では明確に聞かれるが、聴診器音（特に聴診器音1）ではかなり注意して聴かないと聴こえない。

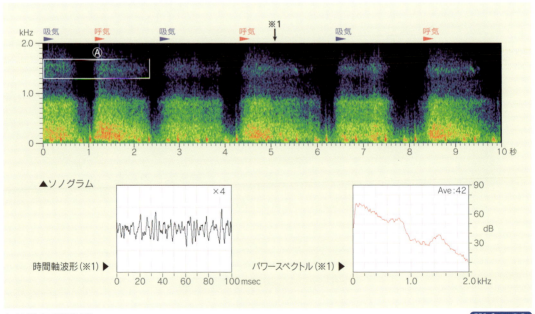

気管腫瘍（手術前）

② **手術後**
❏ 手術後の気管呼吸音では、1.5kHz前後の帯域のスペクトルは消失し、正常の呼吸音に戻っている。

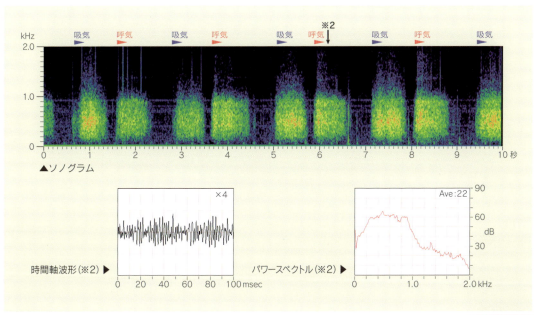

気管腫瘍（手術後）

疾患別

人工呼吸中の聴診

- 人工呼吸中の肺聴診としては、呼吸音を左右の胸部で比較し、両肺に同等の換気（肺胞呼吸音）があることを確認することが重要である。呼吸音の非対称的な減弱があれば、片肺挿管、太い気管支の痰による閉塞、気胸などを疑う必要がある。

- ロンカイは気管や太い気管支に分泌物があることを示している。このほか、吸気時のファイン・クラックルは肺の虚脱や肺水腫を示す所見で、人工呼吸器の設定変更の必要性などを示唆するものである。人工呼吸中の肺虚脱についての実験的検討で、気道抵抗や圧量曲線の形状変化などよりもクラックルの出現の方が早期指標として鋭敏である可能性が示唆されている。

1 症例・主訴・現病歴

- 63歳、男性。喫煙歴なし。乳児期のポリオ罹患による胸郭変形（後側弯症）あり。その後は感冒後に喘鳴出現するなどの症状があった。59歳時に気管支喘息と診断され、その後吸入ステロイドを開始している。今回、咽頭痛あり、その後喘鳴が出現。抗菌薬＋プレドニゾロン内服を開始したものの呼吸苦が増悪したため入院。入院後呼吸不全が進行し、気管内挿管による人工呼吸管理となった。呼吸器管理となったものの、肺炎、無気肺による呼吸不全の進行がある。

2 聴診所見

① 換気モードA/Cで長い吸気時間の時期
- 圧コントロール（呼吸回数12回/分、吸気圧16cmH$_2$O、吸気時間3.0秒）、PEEP 12cmH$_2$O、F$_I$O$_2$ 0.6。
- 呼気にロンカイを聴取。

② 換気モードSIMVで通常の吸気時間の時期
- 圧コントロール（呼吸回数18回/分、吸気圧12cmH$_2$O、吸気時間1.15秒）、プレッシャー・サポート12cmH$_2$O、PEEP 13cmH$_2$O、F$_I$O$_2$ 0.7。
- 吸気・呼気にロンカイを聴取。

3 検査所見

❑ 胸部 CT：側弯が強い。両側肺下葉背側優位にコンソリデーションがみられ、肺炎や無気肺が疑われる。

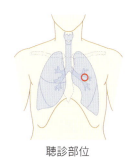

聴診部位

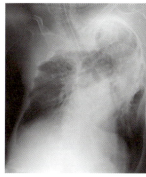

症例写真（胸部 X 線）

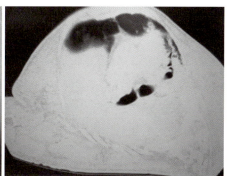

（胸部 CT）

4 診 断

❑ 急性呼吸不全（胸郭変形、気管支喘息、肺炎、無気肺）。

5 肺音の解析

① 換気モードA/Cで長い吸気時間の時期

❏ ソノグラム上、吸気時間3秒のうち（▶）、最初の1秒だけ呼吸音の山があり、その山の中の200Hz以下の帯域に雑音様の強いスペクトルが認められる（Ⓐ）。その部分の波形（※1）は不規則でラットル様である。一方、呼気（▶）では横縞構造が認められ（Ⓑ）、時間軸波形（※2）では一定周期で繰り返す波形群が認められ、ロンカイであることを示している。その繰り返し周波数は約70Hzである。したがって横縞の間隔も約70Hzになる。吸気の音も呼気の音も、気道分泌物による副雑音である。

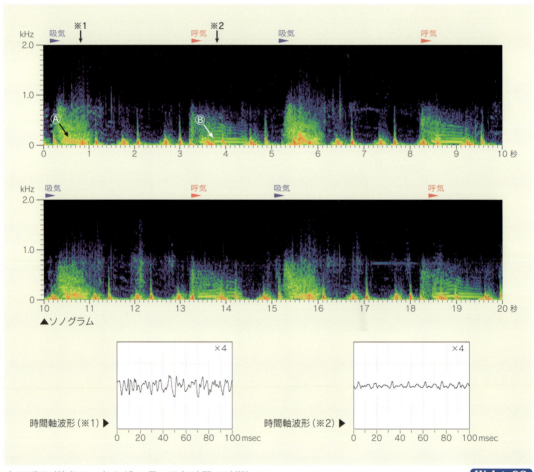

▲ソノグラム

人工呼吸（換気モードA/Cで長い吸気時間の時期）

② 換気モードSIMVで通常の吸気時間の時期

- ソノグラム上、吸気の山にも呼気の山にも300Hz以下の領域に①のときより強いスペクトルが認められ（Ⓒ、Ⓓ）、呼気では横縞が明確に認められるが、吸気では不規則である。時間軸波形も吸気（※3）では不規則な波形、呼気（※4）では周期性が認められる。聴覚上、唸る声のようにも聞こえるが、挿管下人工呼吸中であり、声は出ないので気道分泌物による副雑音であると思われる。聴診上、強大な副雑音に耳を奪われるが、原音を聴きかえすと吸気でファイン・クラックルが聞こえていることがわかる。ソノグラムでも2kHzまで伸びている山は、よく見ると縦線が混じっており、実はファイン・クラックルが密に存在しているのである。時間軸波形では細かな幅の狭い山がファイン・クラックルに相当すると思われる。このファイン・クラックルは虚脱した肺が広がるときの音で、人工呼吸器の設定を考えるうえで重要な所見である。
- ①も②も後半10〜20秒の部分には400Hz以下を低減させるフィルター処理を試みた。そうすると、吸気時には原音のみならず聴診器音でもファイン・クラックルを聴くことができる。①のときもこの処理によりファイン・クラックルが明確になる。②のときにはファイン・クラックルが明らかに増加しており、人工呼吸器設定の違いにより、②のときの方が肺の虚脱が顕著になっているためであると考えられる。

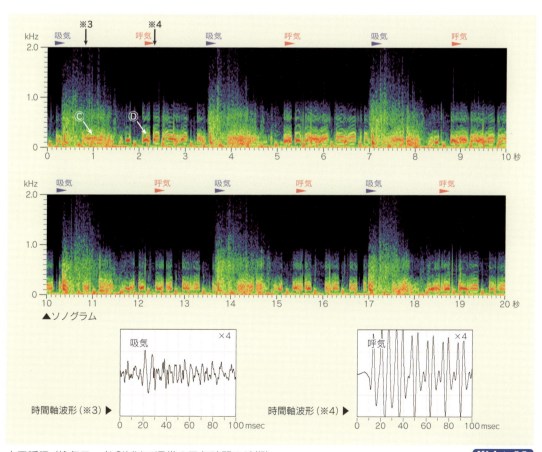

▲ソノグラム

人工呼吸（換気モードSIMVで通常の吸気時間の時期）

第Ⅱ部 解説編

第1章 肺音の用語と分類

　実践編ではソノグラムを肺音図と位置付けて各種肺音について解説した。それは肺の聴診に熟達するうえで、一目瞭然で把握できるソノグラムが重要と考えたからである。本章では基本に立ち返って、肺音の正式の用語、各肺音の発生機序等を詳しく解説する。そのため本章での肺音表示はソノグラムではなく、肺音の定義にかかわる時間軸波形を主に用いている。

1 本邦における肺音用語

- 肺聴診の用語は国によって大きな違いがあった。1985年に、"肺聴診に関する国際シンポジウム"が、英、米、日、独、仏の5か国の専門家が集まって東京で開催され（三上理一郎会長）、肺音用語の統一についての議論がなされ、その合意をもとに日本における用語が**表1-1**のように提案された。現在のところ、これが本邦における正式の用語となっている。
- ここには日本語表記と英語表記とが記載されているが、最近では、副雑音（ラ音）について日本語表記が使用されることは少なく、英語表記が普通になっている。例えば、rhonchus（rhonchiの単数形）は古いギリシャ語で「いびき」を意味したことから"いびき音"が日本語用語となっているが、これをカルテに記載すると眠っているときのいびきの音と区別がつきにくいなど、英語で記述する方が明確である。ちなみに英語ではいびき音は"snoring sound"であるので、区別が容易である。最近、本邦の肺音の専門家はカタカナ表記を推奨しており、本書でもそれに従って、クラックル、ロンカイなどと表記している。
- ここでは副雑音の波形については定義されていないが、1985年の用語の統一に先だって1977年に米国胸部学会（American Thoracic Society；ATS）の用語委員会が採用した基準があり、長年それが波形を分類する基準として用いられてきた。その後、欧州では、欧州共同体の資金サポートのもとに欧州呼吸器学会のタスクフォースとして、7か国の専門家の参加でコンピュータによる肺音分析の標準化のためのプロジェクト（Computerized Respiratory Sound Analysis；CORSA）が企画され、その成果がガイドラインとして2000年に*European Respiratory Review*に発表された。その内容はATSの基準から若干の変遷が認められるので、以下の各種副雑音の解説では、その違いを含めて記述する。

表1-1 現在の肺音の分類

肺音 lung sounds				
呼吸音 breath sounds	正常		肺胞呼吸音 vesicular (breath) sound	
			気管支呼吸音 bronchial (breath) sound	
			気管呼吸音 tracheal (breath) sound	
	異常		減弱/消失、呼気延長、気管支呼吸音化など	
副雑音 adventitious sounds	ラ音※ pulmonary adventious sounds	断続（性ラ）音 discontinuous sounds	水泡音（粗） coarse crackles	
			捻髪音（細） fine crackles	
		連続（性ラ）音 continuous sounds	笛（様）音（高音性） wheezes	
			いびき（様）音（低音性） rhonchi	
	その他 miscellaneous		胸膜摩擦音 pleural friction rub	
			ハマンズ・サイン Hamman's sign	

※ドイツ語のラッセル音（Rasselgeräusche）の略称で、肺・気道に由来する副雑音の総称。

- 肺音、呼吸音、respiratory sounds、lung sounds、breath soundsなどは類似した言葉であるが、区別して使用する必要がある。現行分類での肺音 (lung sounds) は**表1-1**のように呼吸音 (breath sounds；空気の出入りに伴う音) と副雑音とを含む言葉である。このbreath soundsのうち胸壁で聴かれるものをnormal lung sounds、気管上で聴かれるものをnormal tracheal soundsと呼称する立場もある。一方、比較的新しく作成されたCORSAの定義では、胸壁上で聴かれるものが肺音 (lung sounds) であるという立場で、胸郭外の気管上で聴かれるものは気管音 (tracheal sounds) であり、最上位にrespiratory soundsという用語があって、それは呼吸に伴うすべての音 (肺音、気管音のほか、いびき、くしゃみ、咳、呼吸筋の音まで) を含むものとして定義されている。
- 日本語論文で呼吸音という場合、何を指しているかを明確にしておく必要がある。

2 各種肺音の臨床的意義

- 肺音分類は聴感を規定する音の波形などの音響学的特徴に基づいてなされており、発生機序はその定義には含まれていない。しかし、臨床的な意味合いを無視して作成されたものでもなく、病態や疾患との大まかな結びつきは想定されている。そこで、**表1-1**を補足するため、**表1-2**に各種病的肺音の病態と疾患についてまとめた。これは非常に大まかな内容で、また確実に証明されているわけでもない。詳しくは次項以降の各種肺音の解説を参照してほしい。

表1-2 肺音分類と病態、疾患の対応

異常肺音の種類	病態	代表的疾患
肺胞呼吸音の変化	局所換気量の増減	増強：局所換気の増加 (健常肺への集中) 減弱：気道狭窄など
	音響伝達の低下	減弱：胸水、気胸、気腫性嚢胞、腫瘤
	音響伝達の亢進 (フィルター効果の低下)	気管支呼吸音化：肺炎、肺線維症、無気肺
コース・クラックル	気管支の閉鎖・開放	吸気・呼気：肺炎、気管支拡張症 吸気初期：COPD、閉塞性細気管支炎
	気道内分泌物の破裂	上記＋その他気道内分泌物貯留
ファイン・クラックル	虚脱した末梢細気管支の開放	特発性肺線維症、過敏性肺炎、非特異性間質性肺炎、石綿肺、肺水腫の初期
ウィーズ	気道攣縮、気道狭窄、 気流制限に伴う気道振動	気管支喘息、その他の閉塞性肺疾患、腫瘍による中枢気道狭窄 (固定性のウィーズ)
ロンカイ	気道分泌物破裂、 虚脱気道閉鎖・開放の反復	気管支喘息、気管支拡張症、ウイルス性細気管支炎 (小児)、その他気道内分泌物貯留

❏ このなかで、診断的には、間質性肺炎・肺線維症や肺水腫初期でのファイン・クラックル、気管支喘息でのウィーズ、気胸での呼吸音減弱などは外来診療で重要であり、また、病棟での看護・理学療法分野では、痰の存在を示すロンカイ、コース・クラックルなどは、処置の前後での観察が重要と思われる。

3 呼吸音（breath sounds）

❏ 呼吸に伴って気道で乱流が生じることにより発生する音で[※1]、それを聴取する場所により、気管呼吸音、気管支呼吸音、肺胞呼吸音に分類される。気管呼吸音は頸部で、気管支呼吸音は主に前胸部上肺野および背部肩甲間部で、肺胞呼吸音は下肺野で聴取される。その差は、音源からの距離と、肺などによるフィルター効果（低域通過フィルター：低い周波数は通過させるが、高い周波数は吸収され伝わらない）によるものである（図1-1）。

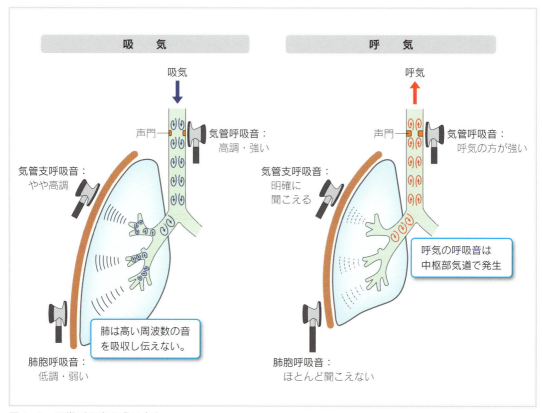

図1-1　正常呼吸音の成り立ち

Advanced

※1　乱流の発生は、レイノルズ数（＝流体の密度×速度×直径／流体の粘性係数）で規定され（2,000以上）、一定以上の気流速度がないと発生しないことから、断面積が広くなる肺胞や末梢気道では呼吸音は発生しないと考えられている。また乱流の発生は気体の密度に影響されるはずであるが、ヘリウム・酸素混合ガスの吸入実験で呼吸音に変化が現れるのは300Hz以上の帯域であるので、現在のところ呼吸音のうち、300Hz未満の成分についてはその発生機序は明確になっているとは言えない。

1. 気管呼吸音／気管支呼吸音／肺胞呼吸音

❏ 音の強さの違いの例を**図 1-2**に示した。この図でわかるように、気管呼吸音（tracheal breath sound）と肺野で聴取される気管支呼吸音（bronchial sound）・肺胞呼吸音（vesicular sound）には明らかな差がある。

❏ 気管呼吸音は、咽頭、喉頭、喉頭下などで生じる音で、非常に強く、高い周波数成分が多く含まれる。それは音源が近くかつフィルター効果の影響が少ないためである。また声門は吸気時より呼気時に狭くなるので、その部の気流速度は呼気時により速くなり、**図 1-2**のように呼気の方が呼吸音は強いことが多い。気管音は非常に強いため、相対的に環境雑音の影響が小さくなる点で呼吸のモニタ用の信号として適している。ただし、上気道の形状は意識的にも変えることができるので、気流が一定でも音の強さが変動する可能性がある。

❏ 一方、胸壁上で聴取される呼吸音は弱くかつ音調が低い。その音源は乱流が発生する気道

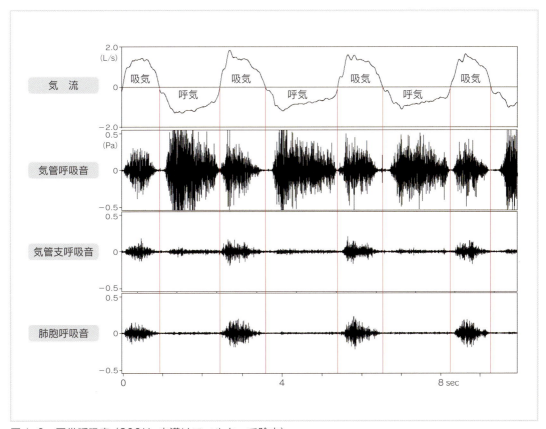

図 1-2　正常呼吸音（200Hz 未満はフィルターで除去）

Advanced
※2　胸壁上で聴取される呼吸音の発生部位は、乱流が発生する場所というだけではなく、実際に胸壁上のさまざまな組み合わせの 2 か所の呼吸音を比較して同じ音源の成分が含まれているかで推定されている。しかしこれは健常肺でのことであり、病的肺では不明である。

で、吸気では葉気管支や区域気管支、呼気では中枢部気道と推定されている[※2]。すなわち吸気の呼吸音は聴診器を当てている胸壁から近い場所で発生しているが、呼気の呼吸音はかなり離れた場所で発生していることになる。肺のフィルター効果の影響で吸気、呼気とも呼吸音は弱く低調になるが、特に下肺野では呼気の音は音源から遠いことも加わって、非常に弱くほとんど聞こえないことも多い。これを肺胞呼吸音という。

一方、前胸部上肺野、特にその内側域および背部の肩甲間部では中枢気道に近いため呼気も明瞭に聴取され、これを気管支呼吸音という。なお、気管支呼吸音の用語はコンソリデーションなどの病変がある場合に聴かれる高調で呼気が比較的強い肺野呼吸音にも用いることがある（気管支呼吸音化）。

❑ CORSAでは、肺胞呼吸音の用語は発生部位を反映しておらず混乱を招くので使用すべきでないとし、単に"normal breath sound"と呼称することを推奨している。また"気管支呼吸音"についても使用しないように勧めている。しかし本書ではこれらの用語が本邦で現在広く用いられていて、また簡潔でわかりやすい側面があるので、従来どおり用いている[※3]。

2. 筋音（muscle sound）

❑ 胸壁上の呼吸音には呼吸筋の収縮や呼吸運動に伴う音が含まれていることが知られている。これを筋音（muscle sound）という。筋音は50Hz以下の低い周波数成分が主体であるが、計測される呼吸音のうち200Hz以下の帯域にはそれが含まれているとされている。この帯域には心音も含まれ、呼吸音の解析では200Hz以下をカットして処理されることも多い。

❑ 図1-3は全肺気量位まで精一杯息を吸い込むような深呼吸を繰り返したときの背部中肺野での呼吸音を帯域通過フィルターで周波数帯域別に分けて記録した例である。呼吸流量曲線と一致して立ち上がる音が本来の呼吸音であり、吸気終末部の流量が0に近いところは、吸気努力が続いているが空気の流入がほとんどない部分であり、この部分の音はほとんどが筋音であると思われる。

❑ この図から100Hz以下では筋音、心音の成分が優勢で、100～200Hzでは呼吸音と筋音が同等に含まれ、200Hzを超えると呼吸音が優勢となり、400Hz以上ではほとんどが呼吸音であると考えられる。

すなわち、この例では筋音の影響がなくなるのは400Hz以上の帯域であると言える。通常の呼吸ではこれほど筋音が強くなることは少ないが、深く吸気をさせると聴診でも筋音が低い音として吸気終末に聞かれることがある。

Advanced

※3 このほか、従来、"気管支肺胞呼吸音"という用語もよく用いられてきた。気管支呼吸音と肺胞呼吸音の中間的性質をもった音という意味合いである。しかし、肺音用語はできるだけシンプルにしようという時代の流れ、CORSAが肺胞呼吸音や気管支呼吸音という用語に否定的であるという現状、気管支呼吸音と気管支肺胞呼吸音を区別する明確な境界や臨床的意義がないことなどを考慮し、本書ではその用語をあえて使用していない。図1-2の気管支呼吸音も気管支肺胞呼吸音という用語を含めれば、むしろそちらに含まれるべきものである。

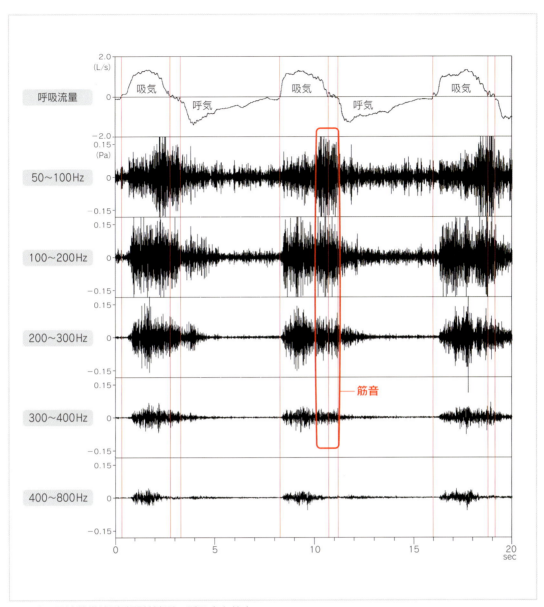

図1-3　周波数帯域別時間軸波形：呼吸音と筋音

3. 呼吸音の異常

① 増強と減弱

❏ 呼吸音の強さは、気管呼吸音でも肺胞呼吸音でも、呼吸流速によって大きく変動する。**図1-4**に比較的安静な呼吸の中で、やや大きな息をしたり小さな息をしたりして呼吸流量を変動させたときの肺胞呼吸音の波形の変化を示した。基本的には呼吸音の振幅は呼吸流量の2乗に、呼吸音のエネルギー（パワー）は呼吸流量の4乗に比例するとされている[※4]。

例えば、呼吸流量が0.5L/sから1L/s、すなわち2倍に増大すると、呼吸音の大きさが4倍程度になっていることが**図1-4**から読み取れよう。

❏ またこの図から、普通の安静呼吸（0.5L/s）では肺胞呼吸音は非常に弱いこともわかる。

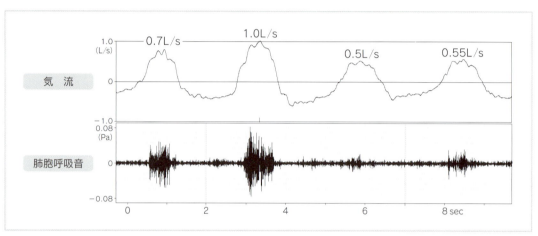

図1-4　呼吸流量の変動に伴う肺胞呼吸音の強さの変化（200Hz未満はフィルターで除去）

❏ このように呼吸音の強さは呼吸の仕方によって強くも弱くもなるので、1か所の聴診では増強も減弱も言うことはできない。同じペースの呼吸を繰り返しながら、左右の対称部位を比較し、さらにほかの部位とも比較することによって、特定の部位での呼吸音減弱または増強を決定することができる。

❏ 吸気呼吸音は肺葉内の気管支で発生するため局所の換気を反映し、さらに発生部位と胸壁の間に介在する肺などの組織の音響伝達特性により影響を受ける。すなわち、局所換気の増大は呼吸音の増強を、局所換気の減少または音響伝達の低下は呼吸音の減弱をきたす。局所換気の増大は疾患肺での健常部位への換気の集中、局所換気の減少はその部を換気する気道の狭窄（腫瘍、炎症性狭窄、痰による閉塞）や肺実質の減少などによって生じる。また、音響伝達の低下は、気胸や胸水などの占拠性病変の存在などがその原因となる。

Advanced
[※4] 周波数帯域別に詳しく検討した成績では呼吸音のパワーは300Hz以下では呼吸流量の4乗に比例するが、その乗数は500〜800Hzでは4〜6乗と変化が急峻になっており、高流速になると特に高い周波数成分が増加することが報告されている。

② 呼吸音の性状の変化

- コンソリデーション、肺水腫、肺線維症、肺容量の保たれた無気肺などでは、肺の音響フィルターとしての性質が変化して、高い周波数成分を伝えやすくなる。その場合、呼吸音が高調になるとともに、下肺野では通常聞こえにくい呼気の呼吸音が明瞭に聞こえるようになる。この呼吸音が肺胞呼吸音よりも気管支呼吸音の性状に近いため気管支呼吸音化という。
- また、気管支喘息では、ウィーズが発生しない時期に、気道閉塞に伴う呼吸音の高調化が起こることがあることが知られている。その機序は明らかにはされていないが、伝達特性の変化や、局所気流速度の増大などが考えられている。臨床上も、喘息患者で気管支呼吸音化などが観察されることがある。
- このほか、肺気腫でも、呼吸音の高周波数成分が増加することが報告されている。

4 副雑音

- 前述の呼吸音に重なって聞こえる音で基本的には病的なものである。断続音（断続性ラ音）と連続音（連続性ラ音）に分けられる。断続音はプツ、プツという瞬発的な音であり、連続音は一定時間以上持続する音である。

1. 断続音

- 細かく音調の高いファイン・クラックルと、粗く音調の低いコース・クラックルに分類される（表1-3）。
- ファイン・クラックルの発生機序は、吸気に伴ってそれまで閉塞していた末梢気管支が急速に開放することによって生じるとされている（図1-5）。また頻度は少ないが、呼気に伴って閉鎖するときにも音が発生することがあるとされている。
- コース・クラックルも、ファイン・クラックルと同様に気管支の閉鎖・開放の機序で生じる場合と、痰など分泌物の膜が破裂することによる場合とがあると考えられている（図1-5）。
- 胸壁上近接した2か所での計測による検討で、ファイン・クラックルは6cm離れると同じ音は検出されないことが多いが、コース・クラックルは12cm離れても同じ音が検出されることが多いなどから、ファイン・クラックルは末梢気道で、コース・クラックルは比較的太い気道で発生すると考えられている。

表1-3 断続性ラ音の分類

種類	聴感	呼吸位相	重力依存性	ATS（1977）	CORSA	疾患
ファイン・クラックル	細かい 高い 密	吸気終末まで続く	有	2CD＜5ms；IDW≒0.7ms	2CD＜10ms	肺線維症 肺水腫の初期 アスベスト肺
コース・クラックル	粗い 低い まばら	吸気終末は少ない	無	2CD≒10ms；IDW≒1.5ms	2CD＞10ms	気管支拡張症 DPB 肺水腫（末期） COPD

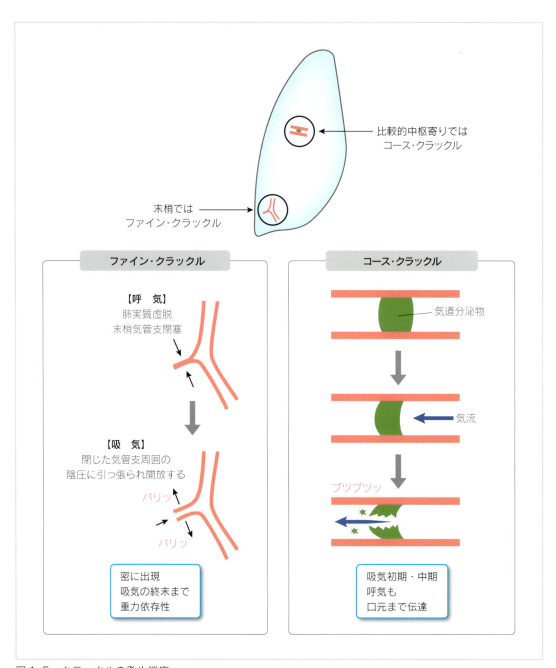

図1-5　クラックルの発生機序

① **ファイン・クラックル（fine crackles）**

❏ 血圧計のマンシェットをはがすときのような細かで密な音である。特発性肺線維症（IPF）や非特異性間質性肺炎（NSIP）、その他の間質性肺炎、また肺水腫などで、病初期から背側肺底部で聴取され、診断的意義が高い。初期には吸気終末、進行すると吸気の広い範囲で認めるが、吸気のどこから始まっても吸気終末近くまで聞かれること（図1-6）、重力依存性があり、背側肺底部では前傾姿勢になると減少することなどが特徴である。また吸気のみならず呼気でもまばらに聴取されることがある（図1-6）。クラックルの発生は、胸腔内圧や肺気量が関係し呼吸流量は無関係であるため、ゆっくりとした呼吸でも早い呼吸と同様に聞かれる。したがって、ファイン・クラックルが不明確な場合は、背側肺底部で深く呼出したところからゆっくりと吸気をさせると明確になる。

❏ ファイン・クラックルは、波形の計測での基準はATS分類と最近のCORSA分類とでは若干異なっている。波形計測の実例を図1-7に示した。最初の鋭い波の幅がIDW（initial deflection width）、波形2周期分の時間幅が2CD（2-cycle duration）である。肺音収録時のフィルター処理により波形は大きく変わる可能性があり、波形よりも、その出現する呼吸位相や、疎密などの所見の方が臨床的には重要と思われる。

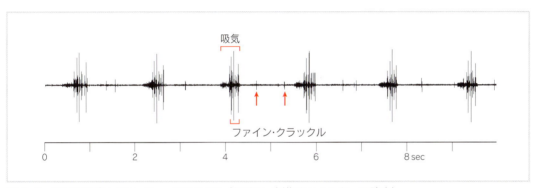

図1-6　吸気呼吸音とファイン・クラックル（200Hz未満はフィルターで除去）
上下に伸びる細い長い縦線がクラックル。

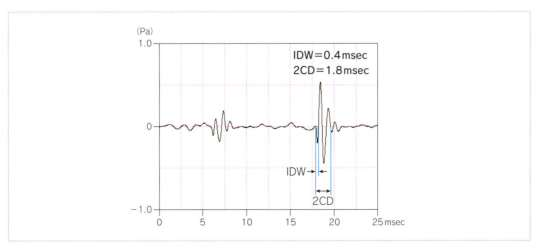

図1-7　ファイン・クラックル波形の計測

❏ ファイン・クラックルは間質性肺疾患で胸部X線が正常の時期から聴取されることも多く、早期診断において重要であるが、健常人でも聴取されることがある。残気量位から息を吸わせると、前胸部の下肺野では健常若年者の50％でファイン・クラックルが検出されたという報告、同部位での同じ呼吸方法でほとんどの健常若年被験者で検出されたとの報告があり、この部位で、深呼気位からの呼吸でファイン・クラックルが聴取されることは必ずしも病的とは言えない。また肺の弾性収縮力が低下した入院中の高齢者では特別な原因なく肺底部でファイン・クラックルが聴取されやすいとの報告もある。

これらの健常者でのファイン・クラックルは深吸気で消失することや、吸気全体に及ぶことはないなど、IPFなどで聴かれる病的なものとは異なっていることに注意する必要がある。

② コース・クラックル（coarse crackles）

❏ ブツ、ブツといった粗い音である。気管支拡張症で最もよく聴取される。弾性繊維や筋層の破壊により虚脱しやすくなった気道が、呼気で閉塞し吸気で急激に開放されるときに生じる可能性、また、気道分泌物の破裂により生じる可能性、などが考えられている。

❏ 気管支拡張症のクラックル（図1-8）は、吸気の早期から中期に多く、吸気終末には認めな

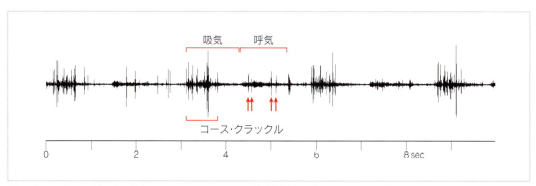

図1-8 吸気・呼気呼吸音とコース・クラックル（気管支拡張症。200Hz未満はフィルターで除去）

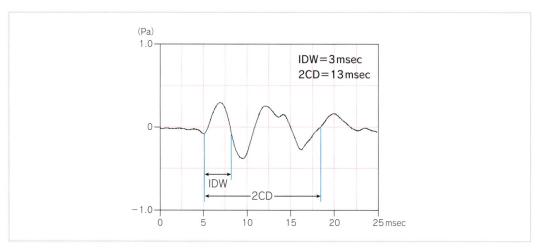

図1-9 コース・クラックル波形の計測

いこと、呼気にも認められること、重力依存性がないこと、咳の後は減少すること、口元でも聞こえることなどが特徴とされている。

COPDでも頻度は少ないがコース・クラックルが聴取されることがある。COPDの場合は吸気の早期に限局し少数であることなどが特徴である。また稀な疾患で閉塞性細気管支炎でも、吸気の早期にコース・クラックルやスクウォークが聴取される。肺炎や肺水腫でも時期によってコース・クラックルが聴かれる。

❏ 波形計測では、CORSA分類は、前述の2CDが10msec以上のものをコース・クラックルと定義している（**図1-9**）。

2．連続音

❏ 低い音調のロンカイと高い音調のウィーズに二分されている。日本語表記はそれぞれ、鼾様音（いびきようおん）、笛様音（ふえようおん）であり、音の特徴をよく言い表している。

❏ ATSの定義では持続時間が250msec以上であることが連続性ラ音の必要条件で、そのうち周波数が200Hz未満のものがロンカイ、400Hz以上のものがウィーズとされていた。発生機序において、ロンカイは分泌物が関連し、ウィーズは気道狭窄が関連すると考えられている（**図1-10**）。

しかし近年は、ウィーズと同じ機序でも周波数の低いものがあるので、それを低調性ウィー

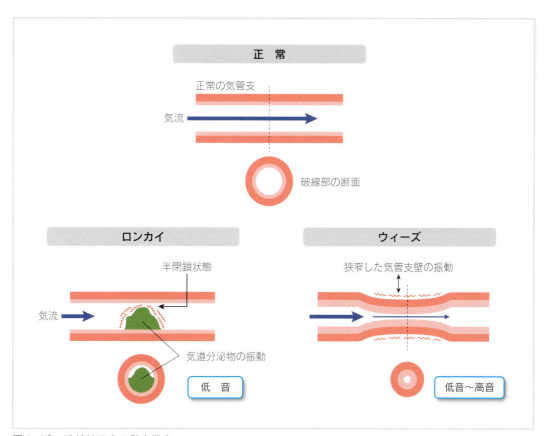

図1-10　連続性ラ音の発生機序

表1-4　連続性ラ音の分類

種　類	聴　感	ATS（1977）	CORSA	
ロンカイ	いびき様	持　続 ≧250ms 周波数 ＜200Hz	持　続 ≧100ms 周波数 ＜300Hz	波形：急激に減衰する周期性波形
ウィーズ	笛様	持　続 ≧250ms 周波数 ＞400Hz	持　続 ≧100ms 周波数 ＞100Hz	波形：サイン波様

ズ（low-pitched wheeze）と呼び、一方、ロンカイはクラックルのような複雑な波形が繰り返すものとして、周波数ではなく波形で分類しようとする動向があり、CORSAの定義はそれに従っている（**表1-4**）。

❏ このほか、現在の肺音分類（**表1-1**）にないが重要と思われる副雑音としてスクォークとラットルがある。スクォークは突発しかつ持続の短いウィーズであり、CORSAでも定義されている。ラットルはロンカイ類似の音であるが波形に周期性を認めないものであり、現時点では公式の定義はされていない。

① ロンカイ（rhonchi）

❏ いびきのような低い連続音で、気道分泌物や気道虚脱に関連して生じると考えられている。波形もいびきに似て、複雑な音構造が周期的に繰り返す場合が多い。低周波数のサイン波様の音はロンカイと呼ぶことも、低調性ウィーズと呼ぶこともあり、定まっていない。

❏ ロンカイの臨床的意義は、気道分泌物の存在を示していることである。

② ウィーズ（wheezes）

❏ 笛の音のような高い連続音で気管支喘息発作の場合が典型的であるが、COPD、異物や腫瘍による気道の狭窄、喉頭・気管・気管支軟化症、気管支拡張症、肺水腫など、気道が狭くなる病態があれば生じうる。気管支喘息の呼気時のウィーズはフローリミテーション[※5]を伴う気道壁の振動によると考えられている。波形は基本的にはサイン波様である（**図1-11**）。しかし、気管支喘息発作では複数の場所からウィーズが発生することがしばしばあり、その場合は、時間軸波形では複雑な波形になるが、前述のソノグラムでは容易に読み取ることができる（☞ p.49）。

❏ ウィーズの出現状況と喘息発作の関係については、呼気時だけのウィーズよりも吸気・呼気両方のウィーズの方が気道閉塞の度合いが強いこと、呼吸周期に占めるウィーズの時間比率（Tw/Ttot）が1秒量と相関することなどが知られている。しかしながら、気管支喘息患者

Advanced

※5　フローリミテーション：呼出時に呼出努力を強めても流速が一定流速以上に増加しなくなる現象で、気道の狭小化、虚脱しやすさなどが関連している。呼出時のウィーズの出現時はフローリミテーションを伴うことが多いが、逆にフローリミテーションが生じていても必ずしもウィーズは生じないとされており、そのため、気管支喘息発作であってもウィーズが聴取されないことはしばしば経験される。

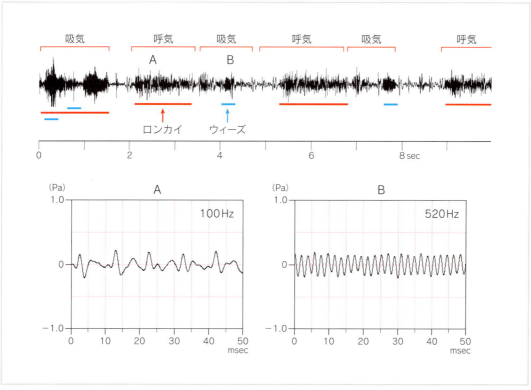

図 1-11　喘息発作時の肺音：ロンカイ（A）とウィーズ（B）

10秒の時間軸波形ではロンカイやウィーズと呼吸音の区別は困難であるが、**図 1-11**はそれぞれA、Bの部分の横軸を50倍引き延ばしたもので、Aでは0.05秒にクラックルのような波形が5個あるので20倍して100個/秒（＝100Hz）、Bではサイン波のような波形が26個あるので同様に520個/秒（＝520Hz）と周波数が計算される。**表 1-4**の定義よりAはロンカイ、Bはウィーズと区別できる。

でウィーズがなくても気道閉塞が生じていることがあることはよく経験することであり、注意が必要である。

❏ ウィーズの性状については音の高低（周波数）のほか、1つのウィーズのみか、複数の周波数のウィーズが重なっているかも重要で、前者はモノフォニック（単音性）、後者はポリフォニック（多音性）で、それぞれ発生部位が1か所か複数か所かを示している。モノフォニック・ウィーズが常に同じ場所で聴取される場合は、腫瘍や気道異物なども考慮に入れる必要がある。

❏ 気管支喘息の聴診部位として頸部の聴診が重要とされている。周波数の高いウィーズは肺を通過しにくいという事実もあり、胸壁上と頸部とを比較すると、頸部の方が検出されるウィーズの数が多いことが報告されている。また、頸部では深呼出時のウィーズを検出しやすい（**図 1-12**）。

閉塞性障害があり通常の呼吸でウィーズが聴取されない場合、ゆっくりと深呼出をさせると、しばしばこの部でウィーズが聴取される。なお、一気に速く呼出させる場合（強制呼出）のウィーズは健常者でも認められるので診断的意義は少ない。

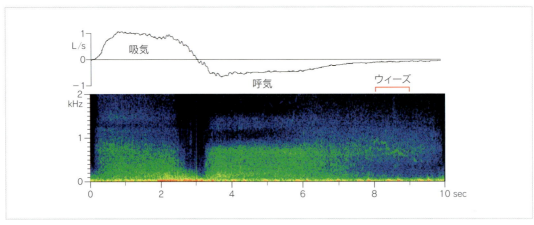

図 1-12　深呼出に伴うウィーズの出現

③ スクウォーク（squawk）

- 吸気時に突発的に出現する短時間の"キュー"というような高い音で、スクウォーク（squawk）のほかスクウィーク（squeak）という表現がされることもある。
- リウマチ様疾患に伴う閉塞性細気管支炎で吸気の早期・中期に、比較的太い気管支の病変（気管支拡張症、Wegener肉芽腫症、サルコイドーシスなど）では吸気前半に、過敏性肺炎やその他の間質性肺疾患で吸気後半にみられることが多いとされている。これらの特徴は、それぞれの疾患でのクラックルの発生時期と一致している。一時的に聞こえる場合としては、喘息発作時や肺炎でも認められることがある。肺炎では客観的計測で約15％の例で認められ、その多くはX線上の陰影の位置に一致していたと報告されている。
- 本邦で行われた肺音図による検討では、スクウォークの持続時間は67.5 ± 40.4msec、周波数は530 ± 256Hzで、持続の短いウィーズ（short wheeze）とも言えるが、クラックルが直前にみられることが多いこと、波形の立ち上がりが急激であること（図1-13）などが通常のウィーズと異なっており、閉塞した気管支が急激に開放され引き続いて気道が振動することがその発生機序として想定されている。

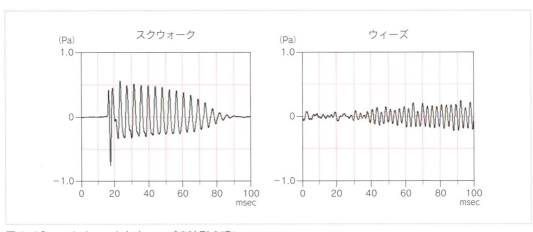

図 1-13　スクオゥークとウィーズの波形の違い

❏ スクウォークの臨床的意義は、必ずしも特定の疾患を示すものではないが、今まで健常肺であった患者にこれを認めた場合は、肺炎、過敏性肺炎、閉塞性細気管支炎なども念頭に入れて鑑別診断をする必要があると思われる。

④ ラットル（ruttle）

❏ 乳児にしばしば認められる低音性の連続音で、ロンカイに類似しているが波形に周期性のない音として報告された。その原著では乳児特有の音で、背部に手をあてるとその振動を触知できるとされているが、成人でも同様の音は認められることがあり、有用な用語であると思われる。臨死期に咽喉部に分泌物が貯留しゴロゴロいう音を"death rattle"と言うが、このラットルも中枢気道の分泌物による音と考えられている。波形は図1-14のように不規則でかつ非常に強い音である。

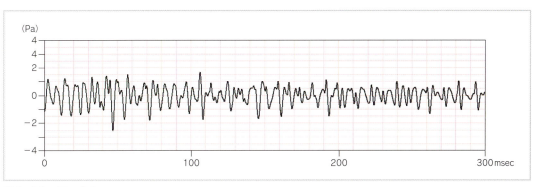

図1-14 ラットル

3. 肺外雑音

❏ 肺外から発生するが、断続性ラ音との鑑別が問題になる雑音として、胸膜摩擦音とハマンズ・サインがある。

① 胸膜摩擦音（pleural friction rub）

❏ 胸膜炎など少量の胸水がある場合に、壁側・臓側胸膜が擦れ合って生じる音で、軋むような、あるいはガサガサという音で、吸気と呼気の両方に認められるのが特徴とされている（図1-15）。

② ハマンズ・サイン（Hamman's sign）

❏ 縦隔気腫、左側気胸などの際に前胸部で認められるファイン・クラックルのような音で、心拍と一致して生じることが特徴である（図1-16）。

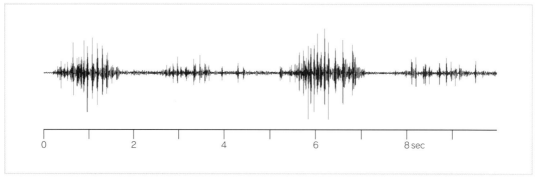

図1-15 胸膜摩擦音
『レコードによる肺臓の聴診（上田英雄、籏野脩一著。南江堂）』に収載されている胸膜摩擦音の解析結果で、吸気、呼気、吸気、呼気と並んでいる。上下に走る縦線が胸膜摩擦音で、吸気のものの方が強い。

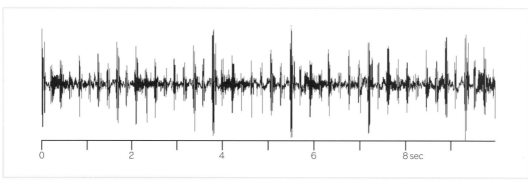

図1-16 ハマンズ・サイン

第Ⅱ部　解説編

第2章
肺音の収録と解析方法

　肺音計測は、従来は大学の研究室レベルのものであったが、近年のテクノロジーの進歩により、誰でも簡単にできるようになった。本章では、誰でもすぐにできるスマートフォンを用いた方法から、少し研究的なICレコーダを用いた方法まで解説する。
　スマートフォンを肺音計として用いるアプリ、ICレコーダで収録した肺音を解析するプログラムは筆者が作成したものを無料で公開している。

1 スマートフォンで自分の肺音を採ってみよう！

❏ スマートフォンによる肺音計測は、ソノグラムをリアルタイムに観察しながら行うことができるので、とても便利な方法である。筆者はアンドロイド系のスマートフォンで用いることのできる肺音計測アプリを無料で公開している。これを用いると、スマートフォンだけで肺音が採れるので、まずそれを試してみよう。

❏ 筆者が使用しているスマートフォンはGalaxy SⅡであり、その他の数機種でも動作を確認しているが、一部動作しない機種もあるので、動作しない場合はご容赦願いたい（スマートフォンはアンドロイド2.3.3以上が動作することが最低限必要）。なお現時点で、iPhone系については同様のアプリがなく、iPhoneで測定する場合はボイスレコーダーのようなアプリを用いて音を収録し、パソコンに転送し、パソコンソフト EasyLSA で計測することができる。

1. スマートフォン内蔵マイクを用いた肺音の録音

❏ まずスマートフォンで電話をするときの受話部の穴を探そう。そして専用の市販のシリコンゴム製の保護カバーを装着する。保護カバーには受話部に穴があけてあるのでそれを確認する（**図 2-1 矢印**）。この穴のある部分を頸部（甲状軟骨の側方）または胸部の皮膚にしっかり密着させて測定することになる。スマートフォンに入っているボイスレコーダーで録音してみて採れているかどうか確認してみよう。肺音は音調が低いのでヘッドホンで聴かないと聴こえないかもしれない。胸部の場合は音が弱いので早い深呼吸が必要。これでマイクの確認は終了。

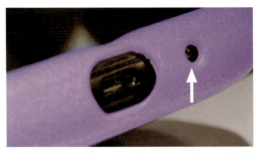

図 2-1　スマートフォン（シリコンカバー付き）受話部（Galaxy SⅡ）

シリコンカバーの穴部分が皮膚に密着することで受話用マイクの開口部分と皮膚との間に空気室ができて、ここを介して音が伝わる。この穴が狭すぎると音が弱く、また広くてもこのカバーが薄すぎると受話用マイクの開口部分をふさいでしまい集音ができないことがある。

2. 肺音アプリ（Smart LSA）のインストール

❏ボイスレコーダーで録音はできるがソノグラムは見られないので、肺音アプリ（SmartLSA）をインストールしてみよう。

① スマートフォンで

メニューボタン → （本体）設定 → アプリケーション（またはセキュリティー） → 「提供元不明のアプリ」のインストールを許可（チェック）

② スマートフォンでインターネットブラウザのアドレスバーに

> http://www.interq.or.jp/kyuushu/sas/tsa/smartLSA.htm

と入力し開く。

③ 開いたページで「Smart LSAのダウンロード」をクリック。ダウンロード終了後、

④ 通知の画面を開き、Smart LSA.apkをクリック

⑤ インストール画面で「インストール」ボタンをクリックして、インストール完了。

3. Smart LSAでの肺音測定方法

①アプリSmart LSAを起動すると、メニュー画面が現れる。
「Measurement and Analysis」で測定時間（10秒、20秒、40秒）を選択。

☞過去のデータを解析する場合は、メニュー画面で「Load File」を選択し、ファイル一覧を出して、解析したいファイルを長押しして選択するとそのデータが読み込まれる。

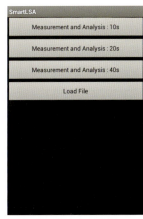

図2-2　メニュー画面

②測定画面が現れ、指定した測定時間を一画面として、継続的に測定が続く。この状態で、前項で説明したスマートフォンの穴の部分を頸部または胸部の皮膚にしっかりと密着させ、肺音を録音する。

☞正しく動作しているかどうかは、スマートフォンに向かって声を出してみると横縞模様の声紋が表示されることで確認ができる。もし何も見えない場合は音響システムが動作していない可能性があるので、スマートフォンを再起動したほうがよい。

③適当なところで、「SAVE-ANAL」ボタンを押すと、押した時点より指定秒数前からのデータが解析されて、解析画面が現れる。

ソノグラムを計算しているので画面が切り替わるまでに少し時間がかかる（数秒〜30秒）。

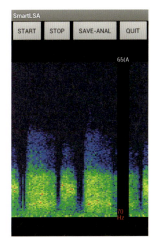

図2-3　測定画面

4. ソノグラムの観察・音の再生・保存

- 解析が終わると、最初に0〜5秒のソノグラムが現れる。

  ソノグラム画面の右端をタッチすると時間が進み、逆に左端をタッチすると時間が戻る（白丸で囲った場所）。

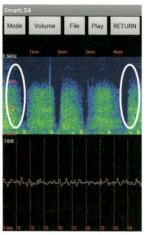

図2-4　解析画面（5秒）

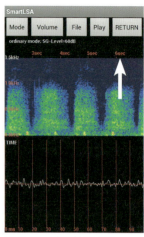

図2-5　時間軸の移動

解析画面の右側の白い丸で囲った部分を1回タッチして時間軸を移動させた画面。秒数が変わったことがわかる（矢印）。

音の再生、Volume 増強

- 画面上部のメニューボタンで、「Play」ボタンを押すと画面部分のデータの音声が再生される（画面に5秒分表示されていれば5秒の音声が、10秒なら10秒、20秒なら20秒の音が再生される）。

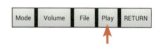

- 音が弱いときは、「Volume」ボタンを押すと、音が強くなると共に画面表示も濃くなる（この濃さは再生時の音の強さと連動している）。

  このボタンは最大まで強くなると今度は弱くなる方向に動く。

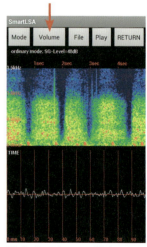

図2-6　Volume 増強

Modeの変更

- 「Mode」ボタンを押すと、画面表示の時間幅が5秒→10秒→20秒→40秒→クラックル観察モード（5秒）と入れ替わる。
  ※クラックル観察モードは時間分解能の高いモードでクラックルの縦線が観察しやすいモード。

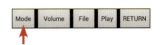

- 画面の保存は、適当な時間幅（10秒など）の画像が表示されている状態で、スクリーンショットで画面を撮影する。スクリーンショットの撮影方法は、スマートフォンの「電源ボタン」と「音量下げるボタン」を同時に長押しすることで行える（アンドロイド4以上の場合。ただし、機種によっては「電源ボタン」と「ホームボタン」を同時に長押しする）。

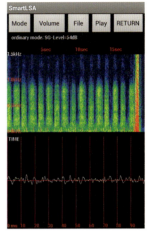

図2-7 時間幅の変更
時間幅を20秒に変更した画面。

ソノグラムの保存

- ソノグラムを保存するには、「File」ボタンを押して、「File」メニューを表示し、「File Save」ボタンを押して保存する。

ブルートゥースによるデータ転送

- 「File」ボタンを押すと、「File」メニューが現れる。
  ブルートゥース（Bluetooth®）でのデータ転送やデータ消去ができる。

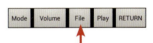

- パソコンにブルートゥースからデータを送信し解析するためには、パソコン側でスマートフォンとのブルートゥース・ペアリング操作を行い、また前述のアドレスからEasyLSA.exeを入手しておく必要がある。
- EasyLSAにはブルートゥース受信のボタンがあり、それを押して、「送信してください」のメッセージが出たら、「OK」ボタンを押すとともに、スマートフォン側で「Send via Bluetooth」を押して、送付先端末名をクリックする。
  しばらく待つと「受診終了」のメッセージがパソコン側に表示される。

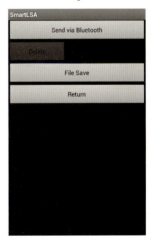

図2-8 「File」メニュー画面

❷ スマートフォンを用いた本格的な肺音計測

❏ 前述した内蔵マイクを用いる方法は、感度が低く、また測定操作が不安定であるので、本格的な肺音計測を行うためには外部マイクを用いる。マイクを聴診器に接続して行う方法と、マイクに肺音測定用アダプターをつけて用いる方法がある。

1. 聴診器を利用する方法

❏ スマートフォン用マイク（SONY ECM-SP10）と不要になった聴診器があれば測定できる。

❏ 聴診器のチューブは聴診器の受音部から5～10cmのところで切断、少し温めて何かで口を広げるか、ホームセンターで売られている適当な太さのシリコンゴムチューブで写真（**図2-9a**）のように接続する。なお、このように聴診器を使用した場合、500Hz以下の帯域が強調される（**図2-9c**）。

2. マイクアダプターを使用する方法

❏ 肺音測定用のゴム製マイクアダプター（**図2-9b**）が入手できた場合は、それをスマートフォン用マイクに装着して、両面粘着テープで測定部位に接着する方法が、皮膚と聴診器の接触による雑音（クラックルのような雑音が入りやすい）を防ぐことができる点で望ましい。本書で用いた肺音のほとんどはこの方法で採取し、パソコンに転送し後述のEasyLSAで解析している。

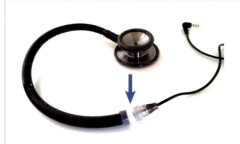

a. 聴診器とマイクの接続

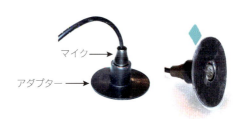

b. マイクアダプタを装着したマイク

ゴム製アダプターを両面粘着ディスク（3M™-2181）で皮膚に接着する。その際、マイクと皮膚の間にわずかな隙間（1mm程度）ができるようにマイクをはめる。この隙間が大きいと高周波数の特性が悪くなる。

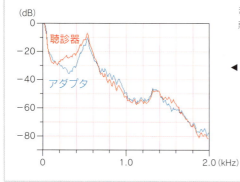

◀ c. 切断聴診器＋マイクとアダプター＋マイクの比較
気管音のパワースペクトル

マイクを切断した聴診器に接続して測定する場合と、マイクをアダプターを介して直接胸壁に接着する方法とを比較すると、聴診器使用の場合は200～500Hzの帯域が強調される一方、700～1,000Hzの帯域はやや弱くなる。

図2-9　聴診器を使用した肺音の計測

❸ SmartLSAを用いた詳しい肺音解析

❏ 通常の診療目的には、前述のソノグラム表示のみで十分であるが、さらに詳しい解析をすることもできるので、以下にそれを説明する。解析画面の下半分が詳細解析用である。

詳細解析図

- 画面上半部に表示されているソノグラムの任意の部分をタッチすると、その部分の解析結果が画面下半部に表示される（タッチした部分に緑の枠が表示される）。

- 左上隅の文字を押すと（最初は「TIME」と表示されている）、「FREQ」に変わる。押すたびにTIME、FREQが入れ替わる。
  「TIME」は時間軸波形モード、「FREQ」は周波数軸モード（パワースペクトル）を示す。

- 解析画面は右図に示したように、押す場所により、振幅の拡大・縮小、時間軸拡大・縮小、時間軸上の移動などができる。

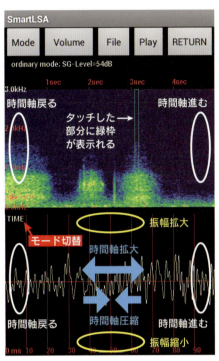

図2-10　解析画面（TIMEモード）

1. クラックルの解析

- まず上のソノグラムの「Mode」を「crackle detection mode」とする。その後、ソノグラム画面の縦線の付近を指でなぞると、クラックルの部分にカーソル（緑枠）が移動し、画面下半部の詳細解析図にその部の時間軸波形が表示される。
  ほとんどの場合振幅が小さいので、**図2-10**で示した振幅拡大部分をタッチして、クラックル波形が見やすい大きさとする。1目盛は1msecとなっており、この画面でIDW、2CDなどを計測する。

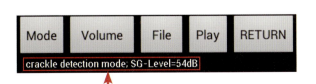

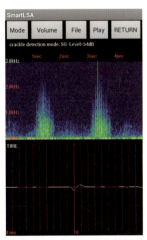

図2-11　クラックル解析

クラックル解析画面

- 図2-11ではクラックルの振幅が小さすぎて解析できないので、図2-10に示した振幅拡大部分をタッチして振幅を拡大すると解析が容易になる。

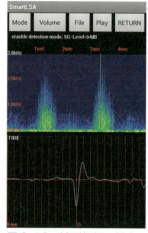

図2-12　波形振幅の拡大

2. パワースペクトル解析

- 図2-10の画面のモード切替の矢印で示した「TIME」をタッチすると、「FREQ」モードに変わる。
図2-13のように画面下半部にパワースペクトルが表示される。パワースペクトルは横軸が周波数 (Hz)、縦軸がパワー (dB) の表示である。

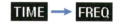

- 目的とする部分をソノグラム上でタッチして、図2-10の時間軸拡大・圧縮操作で解析する範囲を適切な大きさにする。そうすると、その区間のパワースペクトルのグラフが表示され、さらに、周波数分布の指標 (F50、F95、F99)、帯域ごとのパワー (100～200Hz、200～400Hz、400～800Hz、800～1,600Hz、総パワー値) も表示される。

  ※ちなみに、F95、F99は、喘息発作の出現より前に生じる呼吸音スペクトルの変化をとらえるために用いられる指標である（軽度の気道閉塞で数値が上昇する。ただし適切な深呼吸をしないと値が安定しない）（☞文献10-2参照）。

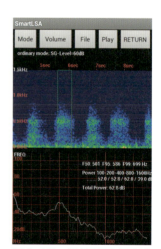

図2-13　解析画面（FREQモード）

上図の部分拡大図

4 パソコンでの肺音計測方法 ── EasyLSA.exeを用いて

❏ EasyLSAは2チャンネル肺音計測・解析ソフトで、スマートフォンのアプリと同じアドレスから入手することができる。

> http://www.interq.or.jp/kyuushu/sas/tsa/smartLSA.htm

はじめて実行するときは、多くの人が用いている市販のソフトではないためノートン™セキュリティなどのセキュリティーソフトは使用を推奨しない旨の警告を発する。筆者が保証することはできないが、EasyLSAを用いてパソコンに障害が出た事例は経験していない。インストール操作は不要で、EasyLSA.exeをクリックするだけで使用できる。

❏ EasyLSAは、パソコンに直接マイクを接続して収録する機能も有しているが、パソコンの発するファンの騒音や機種によるマイク入力の音響特性（フィルターがかかっていることがある）の違いなどから、収録については、ICレコーダを用いるのがベストである。また、スマートフォンで収録した肺音を解析することもできる。

1. ICレコーダによる方法

① ICレコーダの設定

❏ 録音形式はリニアPCM、サンプリング周波数44,100Hz、量子化ビット数16bitとし、フィルター類はすべてオフ、リミッターもオフにする。感度はマニュアル設定とし、頸部で深呼吸をしても振り切れない程度の設定にする。ステレオ／モノラルは用途により設定する。すなわち2か所の肺音を比較するときはステレオ、1か所の測定でよい場合はモノラルとする。通常は電源供給が必要（プラグ・イン・パワー）な外部マイクを用いるので、設定にマイク・パワーのオン・オフがある場合はオンにしておく。

② マイク

❏ 推奨マイクはSONYのECM-PC60で、ステレオ録音の場合はこれを2本用意する。ステレオ録音の場合は、ICレコーダのステレオ入力端子に2つのマイクを挿入するためのプラグ・アダプター（StereoをL、Rに分けるタイプ：SONY PC-239Sなど。図2-14）が必要である。この種のプラグ・アダプターには左右を混合してしまうタイプもあり、それを用いると左右同じ音になってしまうので、必ずL、Rに分けてステレオ入力できるタイプを用いる。

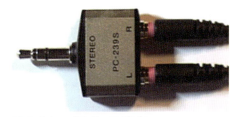

図2-14　プラグ・アダプター（SONY PC-239S）

③ マイクの胸壁への接着

❏ 前項で説明したように、聴診器を用いるか（図2-9a）、肺音計測用のゴム製アダプターを使用する（図2-9b）が、2チャンネル比較する場合は、両チャンネルが確実に同じ条件でとれ

る図2-9bの方式が望ましい。

2. スマートフォンで収録した肺音の解析

❑ EasyLSAを用いる場合は **1**-4（p.187）で説明した方法で、ブルートゥース転送を行い、転送されたファイルをEasyLSAの「ファイル」メニューで名前を付けて保存する。ケーブル等で転送する場合は、メニューの「スマートフォン形式データの読み込み」で読み込むことが必要。この場合、読み込み後別の名前を付けて保存すると、あとは通常の読み込みが可能になる。一般のアプリで録音した音の場合は、ファイルをパソコンに転送後、RealPlayer®などのファイル形式変換機能を用いてwav（ウェイブ）形式に変換するとEasyLSAでの解析が可能になる。

3. EasyLSAでのソノグラムの観察

① データの読み込み

- リニアPCM録音した音のファイル（*.wav）を読み込むと（ ボタンでデータを読み込む）、図2-15のような図が現れる。
- 左側にソノグラム（サウンドスペクトログラム）が表示される。L、Rチャンネル10秒ずつと、下には全収録時間の圧縮図が表示される。下の圧縮図で白黒表示になった部分が現在選択されている10秒間で、その部分のソノグラムが上に拡大表示されている。ツールバーの ボタンで全体の表示を拡大・縮小することができる。

② 解析部分の選択

- 下の圧縮図の任意の部分をクリックすると、その部分以降の10秒間のソノグラムが上に表示される。さらに、この時点で、キーボードの左右矢印カーソルにより、時間を左右に1秒ずつずらすことができる。

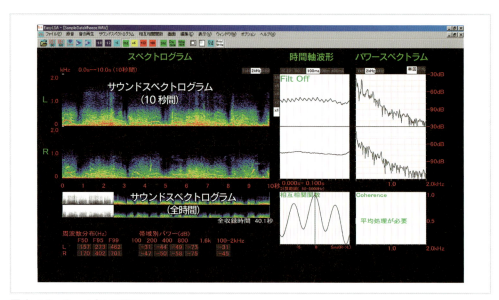

図2-15　EasyLSAの画面

③ ソノグラム画像の調整

- レベルボタン ▨▨▨▨▨▨ は「Std」が標準で、表示の中心レベルを上下に動かして画像の色合いを変化させることができる。例えば＋18は表示の中心レベルを18dB下げることで、弱いスペクトルを見やすくすることができる。

  また、用途別ボタン ▨▨▨ を選択することにより、クラックルやウィーズの観察が容易になることがある。「Std」が標準設定。

④ 画像のコピー

- 「ファイル」メニューの「編集」→「コピー」で画面全体がクリップボードにコピーされるので、ペイントソフトで編集したり、あるいは、Microsoft® PowerPoint®やWord®に張り付けたりすることができる。

⑤ 音の生成

- 再生ボタン ▨▨ を押すと、LまたはRチャンネルの10秒間の音の再生ができる。

4. EasyLSAによる時間軸波形の解析方法

- ソノグラム（10秒間）上の解析したい部分をクリックする（**図2-16**の赤矢印）。そうすると右側にその時間軸波形（緑の○で囲ったところ）が現れ、その右にはパワースペクトルが現れる。ソノグラム上には選択された部分の上方に小さな白い横線が表示される。この例ではスクォークの波形であることがわかる。また、パワースペクトルから周波数（青丸）も読み取れる。ここで波形を適切に描出するために以下の操作が必要なことがある。

① 時間軸幅の調節

- 時間軸波形の上のラベル（**図2-17**の赤囲み）をクリックして時間軸を拡大・縮小する。

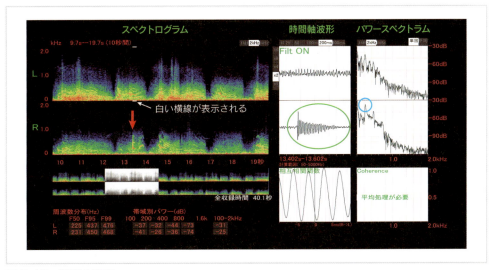

図2-16　波形の解析

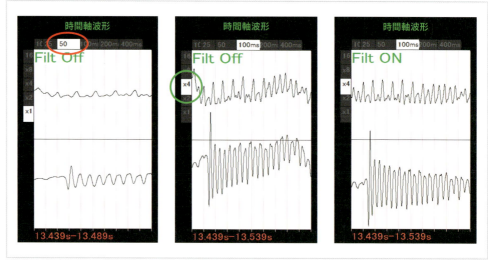

図2-17 時間軸波形の調整

② 振幅の拡大・縮小
- 時間軸波形の横ラベル（図2-17の緑囲み）をクリックして波形を大きくすることができる。

③ 基線揺れの防止
- 時間軸波形の画面内の任意の場所をクリックすると100Hz以下をカットするフィルターがかかり、見やすくなることがある（図2-17右）。もう一度クリックするとフィルターはOffになる。

5. EasyLSAによる詳しい音響解析方法

❏ EasyLSAでは、ソノグラムの表示、時間軸波形の解析のほか、パワースペクトル解析、また2チャンネル間の関係を調べる相互相関関数、コヒーレンスなどの解析も可能である。その内容は本書の範囲を超えるので割愛するが、EasyLSAをダウンロードすると、これらの詳しい解析方法を説明した文書がPDF書類としてダウンロードされるので、研究目的で本プログラムを使用する読者はそれを利用していただきたい。

5 研究用肺音計測システム

❏ 肺音は呼吸位相、呼吸流量と関係するので、研究的には口元での呼吸流量を同時に測定しながら肺音を計測することが必要な場合がある。また2チャンネル以上の多チャンネル計測も行われる。

❏ このような目的のためには、アナログ信号をデジタルに変換するADコンバータを用いて、フローセンサからの流量の信号と、マイク（アンプで増幅）からの信号を同時にパソコンに入力し解析する。このような肺音収録・解析システムは自作する方法のほか、本邦ではケンツメディコ社が研究用肺音計（LSA-2012）を販売している。

巻末付録

Part 1
肺音計測で知っておきたい技術的知識

Part 2
肺音に関する文献

Part 1
肺音計測で知っておきたい技術的知識

❑ 筆者の経験で、医療の分野で肺音計測を行い、研究発表や論文作成を行う際にまずつまずくのが技術用語の問題である。そこで、肺音計測でしばしば出てくる技術用語等で、知らないと困ることがあるものを以下にまとめた。

1．音　圧

❑ 通常のマイクで測定されるのは音圧（正確には瞬時音圧；音による気圧の変化）で、その2乗平均平方根（root mean square；rms）が実効音圧で、通常、単に音圧という場合はこの実効音圧のことを指している場合が多い。単位はPa（パスカル）。

2．デシベル（dB）

❑ 音圧（p）や音の強さ（I）を、基準値との比の対数で表したもの
　　音圧レベル（sound pressure level；SPL）
$$L_p = 20 \log_{10}(p/p_0);\qquad 基準値\quad p_0 = 2\times10^{-5}\,\text{Pa}$$

　　音の強さのレベル（sound intensity level）
$$L_I = 10 \log_{10}(I/I_0);\qquad 基準値\quad I_0 = 10^{-12}\,\text{W/m}^2$$

　　音の強さ（I）は音圧（p）の2乗に比例し、L_pとL_Iは同じ値をとるように定義されている。

❑ 肺音論文では任意の値をデシベルの基準として用いている場合が多いが、可能ならば、他の研究との比較が可能なように、後述の音圧校正を行ってSPLで表示することが望ましい。

3．音の強さの足し算

❑ デシベル（対数）ではなく、元の数値に戻して足し算をしてまた対数に戻す。このとき音圧（肺音波形では振幅）では加算はできない。強さ（振幅の2乗）の次元で加算することができる。
　例：30dB + 30dBは60dBではなく33dBである。
　　　L_Iが30dBのときのIを求める
$$L_I = 10\times\log_{10}(I/I_0) = 30 \rightarrow \log_{10}(I/I_0) = 3 \rightarrow I/I_0 = 10^3 \rightarrow I = 10^3 I_0$$
　　　したがって、IとIを足すと
$$I + I = 10^3 I_0 + 10^3 I_0 = 2\times10^3 I_0$$
　　　それをdBに戻すと
$$\begin{aligned}L_I + L_I &= 10\times\log_{10}(2\times10^3 I_0/I_0)\\&= 10\times\log_{10}(2\times10^3) = 10\times(\log_{10}2 + \log_{10}10^3)\\&= 10\times 3.3\\&= 33\,(\text{dB})\end{aligned}$$

4. 音の強さの比

❏ デシベルで表された強さの比は、デシベルの差で表される。

$10\log_{10}(I_1/I_0) - 10\log_{10}(I_2/I_0)$
$= 10(\log_{10}(I_1/I_0)/(I_2/I_0))$
$= 10(\log 10(I_1/I_2))$

例えば40dBの音と、30dBの強さの比は、40 − 30 = 10dB

 強さの比が10dBであるとき
  強さ（または信号のパワー）が10倍
  音圧（または信号の振幅）でいうと10の平方根（3.16）倍
 強さの比が20dBであるとき
  強さ（または信号のパワー）が100倍
  音圧（または信号の振幅）でいうと10倍
 強さの比が6dBであるとき
  強さ（または信号のパワー）が4倍
  音圧（または信号の振幅）でいうと2倍

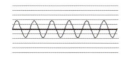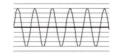

5. パワー

❏ 信号処理の分野では、信号の2乗平均値を「パワー」と呼ぶ。
❏ パワーは信号の単位時間あたりのエネルギーで、加算ができる。
 電気で100w + 200w = 300wとなるのと同じ。
 （なお音響学では音響パワーは音源の発する1秒あたりのエネルギーと定義されているので音響パワーという言葉は安易に用いてはいけない）

パーシバルの定理

> 信号の全パワー ＝Σ各周波数成分のパワー（パワースペクトル）

 パワースペクトルは信号をフーリエ変換（FFTなど）して計算される。

6．FFT（高速フーリエ変換）

❏スペクトル解析の方法。すべての周期信号※はその周期の逆数を基本周波数としてその整数倍の周波数のサイン／コサイン波の成分を加え合わせることによって表現できる。その各周波数成分を求める方法がフーリエ変換であり、それを高速に行う手法がFFTである。FFTに用いるデータ数は2のべき乗で、その周波数分解能は以下の式で求めることができる。

（※周期性のない信号も、後述の窓関数で切り出された区間が永遠に繰り返すと仮定して成り立っている）

> 周波数分解能＝サンプリング周波数／FFTデータ数

例えばサンプリング周波数44,100Hz、FFTデータ数8,192点の場合、周波数分解能は5.38Hz。FFTデータ数を増やすと周波数分解能は向上するが、時間分解能は劣化するというトレードオフの関係がある。

7．サンプリング周波数

❏音をデジタル値に変換（AD変換）する際、1秒間に何回の変換を行うかの回数。例えばサンプリング周波数44,100Hzは、44,100分の1秒ごとに変換することになり、データの数は1秒間に44,100個あることになる。この数値が大きいほど正確ではあるが、データ量が多くなる。

最低限必要なサンプリング周波数は測定する音の最高の周波数の2倍であり（サンプリング定理）、これを ナイキスト周波数 という。

8．量子化ビット数

❏音をデジタル変換（AD変換）する際、各測定値を表す数値の範囲を2進数で表わしたときのその桁数。例えば8ビットは8桁の2進数であるので2の8乗＝256であり、符号付の数字で表すときは−128から＋127まで、符号がない数字で表すときは0～255までの数字で、信号を表わす。現代では16ビットが普通で、符号付で言うとこれは−32768～＋32767の範囲になる。

AD変換範囲が±10ボルトの場合、8ビットでは約78ミリボルト刻み、16ビットでは約0.3ミリボルト刻みの計測になるので、16ビットの方が格段に精度が高いことがわかる。

9．窓関数

❏FFTを行うとき、一定時間の信号を切り出して計算するが、その際、FFTではその切り出されたデータが繰り返すことを想定しているので、データ切り出しにより生じた不連続点のため、計算上、本来存在しないスペクトルが出現することになる。それを防ぐため、切り出したデータの両端の信号を小さくする方法がこの窓関数をかけることである。ハニング、ハミングなどの窓関数がよく用いられる。ただ切り出す場合の窓は方形窓という。

図の例（図A）は1kHzのサイン波の周波数解析であるが、方形窓で切り出すと波形に不連続点が生じ、FFTで得られたスペクトルの1kHzのピークがなまっていることがわかる。

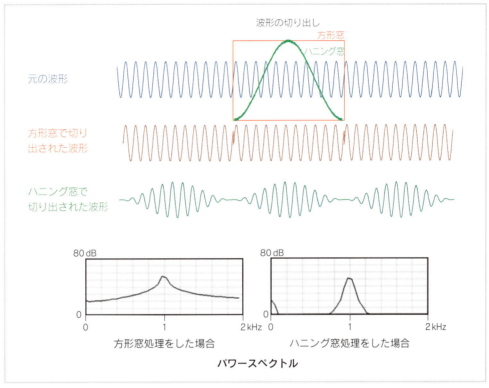

図A

10. 肺音収録時のアナログフィルター

❏ 主に2つの目的でフィルター処理がされる。

① アンチエイリアスフィルター（ローパスフィルター）

- AD変換（アナログのデータをデジタルに変換する処理）の際にサンプリング周波数（1秒間にデータを採取する回数、例えばサンプリング周波数が1,000 Hzの場合、0.001秒ごとにデータを採取）の2分の1以上の周波数の信号が含まれていると、それが幻影のようになって、低い周波数にスペクトルが出現する。4,000 Hzの信号がもとのアナログ信号に含まれているときに、サンプリング周波数5,000 HzでAD変換すると、1,000 Hzのところにスペクトルが出現する。これをエイリアス現象という。
これを防ぐためにサンプリング周波数の2分の1以上の周波数の成分はあらかじめアナログフィルターで除去しておく必要がある。しかし最近のように44,100 Hzなどの高周波数のAD変換が行われる場合はこのフィルター処理は不要であることが多い。

② 低周波数を除去するフィルター（ハイパスフィルター）

- 基線揺れや心音除去の目的で行われる。しかし、信号が大きすぎて測定範囲を超えなければ、この処理は後でもできるので必ずしも必要ではない。12ビットの時代はオーバーレンジを防ぐため必要なことが多かった。

11. 音圧校正

❏ 簡易の校正方法として、音響校正器（**図B**）でマイクに一定音圧の基準音を入れることができる。小野測器、リオンなどから発売されている音響校正器は1,000Hz、94dB（SPL）が出力される。実効音圧94dB＝1パスカル、最大振幅は±1.414パスカルとして測定系を校正することができる。

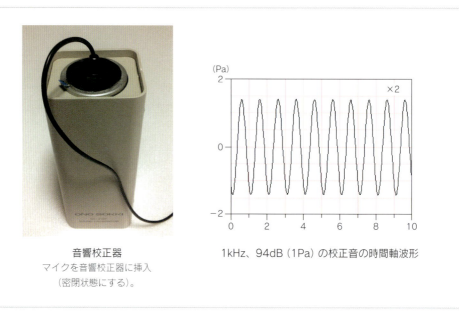

音響校正器
マイクを音響校正器に挿入
（密閉状態にする）。

1kHz、94dB（1Pa）の校正音の時間軸波形

図B　音響校正器と校正音の時間軸波形

本書の測定システムはこの方法で校正してあり、時間軸波形の縦軸は1目盛りが0.5Paとなっている。

Part 2 肺音に関する文献

1. 単行本

1. Forgacs P. Lung Sounds. London, Bailliere Tindall, 1978.
   - 聴診に科学を与えたと評される歴史的名著。
2. Gavriely, N. Breath Sounds Methodology. Boca Raton, FL. CRC Press, 1995.
   - 肺音計測の工学的側面に詳しい。
3. 工藤翔二，村田　朗，高瀬真人，長坂行雄，清川　浩，中野　博．聴いて見て考える肺の聴診．東京，アトムス，2014．
   - 最近の肺聴診のテキストで、実際の肺聴診の様子が全症例にわたってDVDに収められているのが特徴。
4. 日本音響学会編．音響入門シリーズ．東京，コロナ社．
   - 2015年時点で6冊刊行されている。肺音を研究するために音響学を学ぶには好適。

2. 肺音用語

1. 三上理一郎．ラ音の分類と命名．日本医師会雑誌 1985；94：2050-5．
   - 現行の肺音分類の引用元。
2. Mikami R, Murao M, Cugell DW, Chretien J, Murphy R, Loudon R. International symposium on lung sounds. Synopsis of proceedings. *Chest* 1987；92(2)：342-5．
   - 上記命名のもとになった肺の聴診に関する国際シンポジウムの会議録。
3. Sovijärvi ARA, Vanderschoot J, Earis JE (edited). Computerized respiratory sound analysis (CORSA)：recommended standards for terms and techniques. ERS task force report. *European Respiratory Review* 2000；77 (Dec)：585-649．
   - CORSAのタスクフォースのレポート。用語の定義や計測方法などについて記載されている。

3. 総　説

1. Loudon R, Murphy RLH. Lung sounds. *Am Rev Respir Dis* 1984；130：663-73．
   - 米国胸部学会の公式誌に掲載された肺音研究最盛期の肺音総説、肺音研究者は必読。
2. Pasterkamp H, Kraman SS, Wodicka GR. Respiratory sounds. Advances beyond the stethoscope. *Am J Respir Crit Care Med* 1997；156：974-87．
   - 米国胸部学会の公式誌に掲載された肺音研究円熟期の肺音総説、肺音研究者は必読。
3. 三上理一郎．肺音研究をめぐる最近の動向．日内会誌 1980；69(11)：1410-23．
   - 本邦での肺音研究の黎明期の総説で、聴診から肺音研究に至る歴史的な流れ、当時の肺音研究の動向を伝えている。
4. Forgacs P. The functional basis of pulmonary sounds. *Chest* 1978；73(3)：399-405．
   - Forgacsの鋭い観察と科学的思考が綴られている。

5. Bohadana A, Izbicki G, Kraman SS. Fundamentals of lung auscultation. *N Engl J Med* 2014 ; 370 : 744-51.
   - 最新の総説であるが新しい知見は乏しい。

4．計測方法

1. Murphy RLH, Hojford SK, Knowler WC. Visual lung-sound characterization by time-expanded wave-form analysis. *N Engl J Med* 1977 ; 296 : 968-71.
   - 時間軸拡大波形により各種の副雑音を区別できることを示した礎石的文献。
2. 工藤翔二，市川勝之，小坂樹徳，三上理一郎，倉島篤行，尾野滋夫．サウンドスペクトログラフを用いた新たな肺音図法によるびまん性間質性線維化肺炎のラ音解析．日胸疾会誌 1977 ; 15 (11) : 775-83.
   - ソノグラムを肺音図として位置づけ、それを用いて間質性肺炎のファイン・クラックルの特徴を示した先駆的論文。
3. Suzuki A, Sumi C, Nakayama K, Mori M. Real-time adaptive cancelling of ambient noise in lung sound measurement. *Med Biol Eng Comput* 1995 ; 33 : 704-8.
   - 肺音に混入する環境雑音を低減する方法として最小2乗法アルゴリズムよる適応フィルタリングの手法が有効であることを示した。

5．正常呼吸音

1. Dalmay F, Antonini MT, Marquet P, Menier R. Acoustic properties of the normal chest. *Eur Respir J* 1995 ; 8 : 1761-9.
   - 正常呼吸音についての総説。
2. Kraman SS. Determination of the site of production of respiratory sounds by subtraction phonopneumography. *Am Rev Respir Dis* 1980 Aug ; 122 (2) : 303-9.
   - 吸気呼吸音は肺葉内発生、呼気呼吸音は中枢気道起源の成分が含まれることを示している。
3. Kraman SS. Does the vesicular lung sound come only from the lungs? *Am Rev Respir Dis* 1983 Oct ; 128 (4) : 622-6.
   - 肺胞呼吸音と考えられていた音の中で200Hz以下の帯域には筋骨格由来の成分が含まれていることを示している。
4. Shykoff BE, Ploysongsang Y, Chang HK. Airflow and normal lung sounds. *Am Rev Respir Dis* 1988 ; 137 : 872-6.
   - 肺胞呼吸音の音圧の振幅が、呼吸流量の2乗に比例して変化することを示している。
5. Mori M, Ono M, Hisada T, Kino H, Iguchi M, Nagata T, Koike S, Sugimoto T. Relationship between forced expiratory flow and tracheal sounds. Possible effect of vortices on flow. *Respiration* 1988 ; 54 : 78-88.
   - 強制呼出時に気管音で検出される線スペクトルの周波数とピークフローの関係を見出し、渦流の影響について言及している。
6. Sanches I, Pasterkamp H. Tracheal sound spectra depend on body height. *Am Rev Respir Dis* 1993 ; 148 : 1083-7.
   - 小児と成人を含めて検討し、気管呼吸音の周波数分布が身長と関係することを示している。

7. Gavriely N, Mahagnah M. Repeatability of measurements of normal lung sounds. *Am J Respir Crit Care Med* 1994 ; 149 : 477-81.
    - 正常呼吸音計測値の再現性を調べた研究。

8. 中野　博，佐野公彦，前川純子，成田亘啓．肺胞呼吸音の強さと呼吸流速との関係－周波数帯域別検討－．日胸疾会誌 1994 ; 32 (12) : 1142-7.
    - 肺胞呼吸音の強さと呼吸流量の関係が周波数帯域により異なることを示している。

9. Gavriely N, Nissan M, Rubin AH, Cugell DW. Spectral characteristics of chest wall breath sounds in normal subjects. *Thorax* 1995 ; 50 : 1292-1300.
    - 353名の健常人の胸壁上での正常呼吸音を測定し、パワースペクトルの分布の標準値を求めたもの。

10. Pasterkamp H, Powell RE, Sanchez I. Lung sound spectra at standardized air flow in normal infants, children, and adults. *Am I Respir Crit Care Med* 1996 ; 154 : 424-30.
    - 新生児、幼児、成人の肺胞呼吸音のパワースペクトルを比較した研究。

11. Pasterkamp H, Sanchez I. Effect of gas density on respiratory sounds. *Am J Respir Crit Care Med* 1996 ; 153 : 1087-92.
    - 空気の代りに$He-O_2$のもとで呼吸をして肺胞呼吸音を計測すると、300Hz以上の周波数成分は大きく減少するが300Hz未満の成分はわずかしか減少しないことから、肺胞呼吸音の300Hz以上の成分は乱流が起源と言えるが、それ以下の成分は乱流起源とは言えないことを示した重要な研究。

12. Gross V, Dittmar A, Penzel T, Schüttler F, von Wichert P. Relationship between normal lung sounds, age, and gender. *Am J Respir Crit Care Med* 2000 ; 162 : 905-9.
    - 20～80歳の健常人で肺胞呼吸音のパワースペクトルを調べ、その分布には男女差、年齢差があるが、成人での年齢差はわずかで実際的には無視できる程度であることを示している。

13. Fiz JA, Gnitecki J, Kraman SS, Wodicka GR, Pasterkamp H. Effect of body position on lung sounds in healthy young men. *Chest* 2008 ; 133 : 729-36.
    - 体位による正常肺音の変化を調べ、側臥位では下側の肺音が強いこと、座位の背部では左側の方が右側より肺音が強いこと、臥位と座位では差がないことなどを示している。

6. 断続性ラ音（クラックル）

1. Piirilä P, Sovijärvi ARA. Crackles : recording, analysis and clinical significance. *Eur Respir J* 1995 ; 8 : 2139-48.
    - クラックルについての総説。

2. Cottin V, Cordier J-F. Velcro crackles : the key for early diagnosis of idiopathic pulmonary fibrosis? *Eur Respir J* 2012 ; 40 : 519-21.
    - ファイン・クラックルのIPF早期診断における重要性について述べた論説。

3. Nath AR, Capel LH. Inspiratory crackles-early and late. *Thorax* 1974 ; 29 : 223-7.
    - 吸気初期のクラックルは閉塞性肺疾患で、吸気後期のクラックルは間質性肺疾患でみられること、また、それぞれのクラックルの特徴を明らかにした。

4. Nath AR, Capel LH. Inspiratory crackles and mechanical events of breathing. *Thorax* 1974 ; 29 : 695-8.
    - 吸気のクラックル出現が流量とは関係なく経肺圧や肺気量に規定されていることを示した。

5. 工藤翔二，市川勝之，北村　諭，小坂樹徳，渋谷惇夫，相坂　登，尾野溢夫，白井史朗，三上理一郎．サウンドスペクトログラフを用いた断続性ラ音の音響学的解析－スペクトル解析との対応比較．日胸疾会誌 1978；16(9)：711-20．
   - 周波数分解能の高い狭帯域サウンドスペクトログラムでクラックルが縞模様として現れる現象を波形、スペクトル解析の両面から詳しく解析し、それが有響性を示すものではなく、パルス列のスペクトル分布の表現であることを示した。

6. Nath AR, Capel LH. Lung crackles in bronchiectasis. *Thorax* 1980；35：694-9．
   - 気管支拡張症、COPD、IPFのクラックルの出現呼吸位相で比較、気管支拡張症では吸気の初期・中期、COPDでは早期にみられるのに対し、IPFの場合はどの吸気のどこから始まっても終末までみられることが特徴であるとした。

7. Mori M, Kinoshita K, Morinari H, Shiraishi T, Koike S, Murao S. Waveform and spectral analysis of crackles. *Thorax* 1980；35：843-50．
   - クラックルの波形を詳しく解析し、それが衝撃波とそれに引き続く共鳴で説明できるとした。

8. Shirai F, Kudoh S, Shibuya A, Sada K, Mikami R. Crackles in asbestos workers: auscultation and lung sound analysis. *Br J Dis Chest* 1981；75：386-96．
   - 石綿労働者の調査で、ファイン・クラックルの出現頻度が曝露年数と関係すること、胸部X線異常よりも速くファイン・クラックルが出現することなどを示した。

9. 塩谷直久，白井史朗，竹澤祐一，三上理一郎，他．びまん性汎細気管支炎におけるラ音の聴診所見とその肺音図的分析．日胸疾会誌 1984；22(1)：39-45．
   - DPB患者14名の肺音図による研究で、DPBのクラックルはコース・クラックルで吸気の前中期と呼気全般に認めること、ウィーズを伴うことが多いことを示した。

10. Munakata M, Homma Y, Matsuzaki M, Ogasawara H, Tanimura K, Kusaka H, Kawakami Y. Production mechanism of crackles in excised normal canine lungs. *J Appl Physiol* 1986；61(3)：1120-5．
    - イヌの肺を用いた実験的研究で、クラックルの出現と経肺圧などの変化を調べ、クラックルの出現が気道の急激な開放によるものであって、肺胞の急激な拡張によるものではないことを示した。

11. 前田裕二，新田啓次郎，油井泰雄，信太隆夫，我妻幾久寿，村岡輝雄．線形予測分析法によるCrackleの分類．日胸疾会誌 1988；26(6)：587-93．
    - クラックルの指標としてIDWとほぼ等しいCD/2が聴感上の分類と一致すること、音声認識の分野で使われている線形予測分析の指標としてはKパラメーターが最も良い指標であるとした。

12. Murphy R, Del Bono EA, Davidson F. Validation of an automatic crackle (rale) counter. *Am Rev Respir Dis* 1989；140(4)：1017-20．
    - コンピュータによるクラックルの自動検出と、肺音図での目視検出、聴覚判定の比較。

13. Piirilä P, Sovijärvi ARA, Kaisla T, Rajala HM, Katila T. Crackles in patients with fibrosing alveolitis, bronchiectasis, COPD, and heart failure. *Chest* 1991；99：1076-83．
    - 4疾患でクラックルの出現時期、波形、周波数の特徴を詳細に解析し比較した研究。

14. Munakata M, Ukita H, Doi I, Ohtsuka Y, Masaki Y, Homma Y, Kawakami Y. Spectral and waveform characteristics of fine and coarse crackles. *Thorax* 1991；46：651-7．
    - IPFのファイン・クラックルと慢性気管支炎のコース・クラックルを比較し、その時間軸計測値、周波数スペクトルの計測値は、個人の平均値では完全に分かれることを示した。この

研究では両者を分ける値は、IDW：1.37ms、2CD：5.9ms、ピーク周波数288Hzであった。

15. Piirilä P. Changes in crackle characteristics during pneumonia. *Chest* 1992；102：176-83.
    - 肺炎の経過中クラックルは出現位相は吸気中期から後期へ、形状はコースからファインの方向へ変化することを示した。

16. Jarad NA, Strickland B, Bothamley G, Lock S, Logan-Sinclair R, Rudd RM. Diagnosis of asbestosis by a time expanded wave form analysis, auscultation and high resolution computed tomography : a comparative study. *Thorax* 1993；48：347-53.
    - 石綿労働者で胸部X線、HR-CT、肺音図（時間軸拡大波形）、聴診の結果を比較し、胸部X線で検出できない初期の変化が、HR-CTと肺音図で同等に検出できることを示した。

17. Kiyokawa H, Greenberg M, Shirota K, Pasterkamp H. Auditory detection of simulated crackles in breath sounds. *Chest* 2001；119：1886-92.
    - 模擬クラックルを用いた検討で、背景の呼吸音が強い（呼吸流量が高い）とクラックルを聞き逃しやすくなることなどが示されている。

18. Ono H, Taniguchi Y, Shinoda K, Sakamoto T, Kudoh S, Gemma A. Evaluation of the usefulness of spectral analysis of inspiratory lung sounds recorded with phonopneumography in patients with interstitial pneumonia. *J Nippon Med Sch* 2009；76：67-75.
    - 吸気の肺音スペクトルを健常者とIPFで比較し、IPFではF50とF75が健常者より高いこと、それがファイン・クラックルの存在のほか、肺の伝達特性の変化による可能性を示唆した。

19. Vyshedskiy A, Alhashem RM, Paciej R, Ebril M, Rudman I, Fredberg JJ, Murphy R. Mechanism of inspiratory and expiratory crackles. *Chest* 2009；135：156-64.
    - 吸気のクラックルは閉鎖した気道の急激な開放であるのと反対に呼気のクラックルは気道の急激な閉鎖であることを示した。

7. 連続性ラ音

1. Meslier N, Charbonneau G, Racineux JL. Wheezes. *Eur Respir J* 1995；8：1942-8.
   - ウィーズに関しての総説。

2. 竹澤祐一, 白井史朗, 澤木政好, 三上理一郎, 工藤翔二, 渋谷惇夫, 相坂　登. サウンドスペクトログラフを用いた肺音図法による気管支喘息患者ラ音の解析－換気動態とラ音伝播について－. 日胸疾会誌 1981；19(12)：999-1005.
   - 気管支喘息のウィーズの音響学的特徴を明らかにするとともに、胸壁よりも気管上頭部での方がその検出率が高いことを明らかにした。

3. Baughman RP, Loudon RG. Quantitation of wheezing in acute asthma. *Chest* 1984；86：718-22.
   - 20名の喘息発作時の肺音を測定、1秒量が低いほどウィーズの時間比率（Tw/Ttot）が大きく、また気管支拡張薬吸入後はTw/Ttotの減少とウィーズの周波数が低くなる（平均値440Hz→298Hz）ことを示した。

4. Gavriely N, Kelly KB, Grotberg JB, Loring SH. Forced expiratory wheezes are a manifestation of airway flow limitation. *J Appl Physiol* 1987；62(6)：2398-403.
   - 健常人での強制呼出に伴うウィーズがフローリミテーションと関連して発生していることを示した。

5. 長 澄人, 塩谷直久, 成田亘啓, 小山泰弘, 渋谷惇夫. 気管支喘息患者ラ音の伝播特性の解析－気管支狭窄による連続性ラ音との対比検討－. 日胸疾会誌 1991; 29 (12): 1560-8.
   - 気管支喘息および中枢気管支の腫瘍性狭窄などの症例の胸壁上および気管上頸部の呼吸音の関係をコヒーレンスとして解析し、これらのウィーズが気管上頸部への良好な伝播性を示すことを確認した。
6. Spence DPS, Graham DR, Jamieson G, Cheetham BMG, Calverley PMA. Earis JE. The relationship between wheezing and lung mechanics during methacholline-induced bronchoconstriction in asthmatic subjects. *Am J Respir Crit Care Med* 1996; 154: 290-4
   - ボディプレチスモグラフで肺気量をモニターしながら、メサコリン負荷で生じるウィーズとフローボリューム曲線の関係を調べ、呼気のウィーズは安静呼吸での呼気フローリミテーションが生じてから発生していること、吸気のウィーズは流速のピーク付近で生じていることなどを示した。

8. スクウォーク

1. Earis JE, Marsh K, Pearson MG, Ogilvie CM. The inspiratory "squawk" in extrinsic allergic alveolitis and other pulmonary fibroses. *Thorax* 1982; 37: 923-6.
   - 外因性アレルギー性胞隔炎（過敏性肺臓炎）9名と他の肺線維症5名でみられたスクウォークにつき解析し、スクウォークにはクラックルが前駆し気道の開放による音であることを示唆した。
2. 小山泰弘, 塩谷直久, 成田亘啓, 渋谷惇夫, 工藤翔二, 三上理一郎. "Squawk"の音響学的解析. 日胸疾会誌 1987; 25 (8): 880-7.
   - さまざまな肺疾患29例でみられたスクウォークにつき詳細な解析を行い、スクウォークはクラックルが共存し、振動波形の立ち上がり時間が短いことなどを示し、クラックルに近い発生機序を推測した。
3. Paciej R, Vyshedskiy A, Bana D, Murphy R. Squawks in pneumonia. *Thorax* 2004; 59: 177-9.
   - 多チャンネル肺音計を用いた研究で、肺炎78例中12例、間質性肺炎18例中4例、喘息41例中2例、COPD 79例中1例にスクウォークを認め、しかも肺炎では12例中9例でX線での肺炎の部位と、スクウォークの検出された部位が一致していた。
4. 榎本達治, 村田 朗, 持丸 博, 福田 悠, 工藤翔二. 肺聴診所見が診断のきっかけとなった, 閉塞性細気管支炎の1例. 日呼吸会誌 2001; 39 (11): 882-7.
   - 副雑音が診断のきっかけになった希少疾患の症例報告。副雑音は全肺野でみられスクウォーク様で吸気の早期に認めるなどの特徴的所見が示されている。

9. ラットル

1. Elphick HE, Ritson S, Rodgers H, Everard ML. When a "wheeze" is not a wheeze: acoustic analysis of breath sounds in infants. *Eur Respir J* 2000; 16: 593-7.
   - 乳児でしばしばみられるウィーズと似て非なる副雑音のラットルと典型的なウィーズを肺音図で比較し、ラットルは時間軸波形では不規則な波形であること、パワースペクトルでは600Hz以下の周波数帯域で広範囲のスペクトルの高まりがあり、優勢な周波数は吸気で

125〜375Hz、呼気で212〜303Hzであり、ウィーズとは全く異なる特徴の音であることを示した。

10. 気管支喘息

1. 高瀬真人．呼吸音の音響学的解析と気道狭窄．日本小児呼吸器疾患学会雑誌 1997；8(2)：119-27．
    - 気管支喘息を中心に気道狭窄による肺音の変化についての総説。

2. 高瀬真人．小児科領域における肺音．日胸 2004；63(7)：654-62．
    - 総説とともに、著者の非発作時小児喘息児の気管支拡張薬吸入前後の肺胞呼吸音スペクトルと肺機能の関係についての成績が掲載されている。

3. Nagasaka Y. Lung sounds in bronchial asthma. *Allergology International* 2012；61：353-63.
    - 気管支喘息の肺音について、特に気道誘発試験に伴う肺音の変化、強制呼出時のウィーズなどに焦点を当てて解説するとともに、著者らの正常呼吸音についての新しい知見を紹介している。

4. Akasaka K, Konno K, Ono Y, Mue S, Abe C. Acoustical studies on respiratory sounds in asthmatic patients. *Tohoku J Exp Med* 1975；117：323-33.
    - 15名の喘息患者の気管支にマイクを挿入して音を採取。whistling rale (=wheeze) は区域気管支で呼気時に観察され、その基本周波数は700〜1,300Hz、音圧レベルは109dBであった等の知見を認めた。

5. 坂本純一．喘息児の呼吸音分析に関する研究．日本小児科学会雑誌 1987；91(7)：1575-87．
    - 気管支喘息児113名での非発作時の呼吸音の特徴を明らかにするとともに、60名に運動負荷試験を行い、負荷前後の呼吸音を比較した。その結果、負荷後は喘鳴が誘発されなかった児でも呼吸音スペクトルの変化（高い周波数成分の減衰率の鈍化、ピーク周波数の増加）が認められることを示した。気道誘発時の肺胞呼吸音の変化を証明した最初の報告。

6. Anderson K, Aitken S, Carter R, Macleod JES, Moran F. Variation of breath sound and airway caliber induced by histamine challenge. *Am Rev Respir Dis* 1990；141：1147-50.
    - 5名の軽症気管支喘息患者にヒスタミン負荷を行い呼吸音の変化を調べ、1秒量の減少とともに呼吸音の中心周波数（F50）が増加することを示した。この報告の後、同種の研究が相次いで発表された。

7. Noviski N, Cohen L, Springer C, Bar-Yishay E, Avital A, Godfrey S. Bronchial provocation determined by breath sounds compared with lung function. *Arch Dis Child* 1991；66：952-5.
    - メサコリン負荷での気道誘発試験で気管音聴診でのウィーズの発生するメサコリン濃度は1秒量の20％低下する濃度に近く気道誘発の指標として有用であるが、その濃度は平均で52％高く、十分な注意も必要であるとした。

8. Schreur HJW, Vanderschoot J, Zwinderman AH, Dijkman JH, Sterk PJ. Abnormal lung sounds in patients with asthma during episodes with normal lung function. *Chest* 1994；106：91-9.
    - 無症状軽症喘息と健常人で一定流速での呼吸音を比較すると、強さは喘息患者で弱く、一方

周波数は喘息患者で高かった。

9. Pasterkamp H, Consunji-Araneta R, Oh Y, Holbrow J. Chest surface mapping of lung sounds during methacholine challenge. *Pediatr Pulmonol* 1997 ; 23 : 21-30.
   - 喘息児のメサコリン負荷で、頸部と胸部7か所の計8か所の一定流速での呼吸音を調べ、低周波数（100〜200Hz）のパワーが減少、高周波数（400Hz以上）のパワーが増加することなどを示した。

10. Habukawa C, Murakami K, Mochizuki M, Takami S, Muramatsu R, Tadaki H, Hagiwara S, Mizuno T, Arakawa H, Nagasaka Y. Changes in the highest frequency of breath sounds without wheezing during methacholine inhalation challenge in children. *Respirology* 2010 ; 15 : 485-90.
    - 本邦で市販されている肺音計を用いて行われた研究で、メサコリン負荷により呼吸音の高周波数成分が増加し、その後気管支拡張薬吸入により同成分が低下することを示した。

11. 中枢気道狭窄

1. 菊池功次，渡辺真純，橋詰寿律，川村雅文，加藤良一，小林紘一，石原恒夫．新しい呼吸音の分類と呼吸器外科患者に聴取される呼吸音の分析．日本胸部外科学会雑誌 1989 ; 37 (12) : 2532-37.
   - 呼吸器外科で経験される症例の肺音分析で、呼吸器合併症の早期診断や外科治療の効果判定に役立つ可能性を示唆した。

2. Yonemaru M , Kikuchi K, Mori M, Kawai A, Abe T, Kawashiro T, Ishihara T, Yokoyama T. Detection of tracheal stenosis by frequency analysis of tracheal sounds. *J Appl Physiol* 1993 ; 75 (2) : 605-12.
   - 甲状腺癌などによる気管狭窄の患者13名と健常者5名で気管音を計測、気管狭窄では1kHz付近のスペクトルが増大していることなどを明らかにした。13名中11名は胸郭外気管狭窄。

3. Doherty MJ, Spence DPS, Graham D, Cheetham BMG, Sun XQ, Earis JE. A vibrating trachea. *Thorax* 1998 ; 53 : 230-1.
   - 再発性多発軟骨炎による気管軟化症で、50Hzという非常に低い連続音を認め、それが気道のフラッターによると推測した。

4. 佐野公彦，中野　博，大西徳信，石井良子，前川純子，中谷泰弘，成田亘啓．気管腫瘍（腺様嚢胞癌）の切除前後の呼吸音の変化．日呼吸会誌 1999 ; 37 (12) : 987-91.
   - 胸郭内の腫瘍性気管狭窄で気管呼吸音の1.5kHz付近のスペクトル増加を認めた（本書の症例に収録。☞ p.157）。

5. Amimoto Y, Nakano H, Masumoto N, Ishimatsu A, Arakaki Y, Taba N, Murakami Y, Motomura C, Odajima H. Lung sound analysis in a patient with vocal cord dysfunction and bronchial asthma. *Journal of Asthma* 2012 ; 49 : 227-9.
   - 多チャンネルで肺音を同時計測しソノグラムとして表示することで、声帯機能異常などの中心気道由来の音を喘息のウィーズなどと区別することができる可能性を示した（本書の症例に収録。☞ p.154）。

12. COPD

1. Pardee NE, Martin CJ, Morgan EH. A test of the practical value of estimating breath sound intensity. *Chest* 1976 ; 70 : 341-4.
    - 深吸気時の聴診で評価した胸部6か所の呼吸音強度の総スコアと1秒量の間に相関を認め、このスコアが正常のときは高度の閉塞性障害はなかった。

2. Bohadana AB, Peslin R, Uffholtz H. Breath sounds in the clinical assessment of air flow obstruction. *Thorax* 1978 ; 33 : 345-51.
    - 患者にできるだけ強い呼吸音が発生するような深い早い呼吸をさせて胸壁上6か所の吸気呼吸音強度を聴診で評価しPardeeと同様にその総スコアで算出し、各種肺機能との相関を調べた。その結果1秒量、SGaw、FEF50％などと高い相関を認めた。

3. Schreur HJW, Sterk PJ, Klink HCJ, Vollenhoven E, Dijkman JH. Lung sound intensity in patient with emphysema and in normal subjects at standardized airflows. *Thorax* 1992 ; 47 : 674-9.
    - 肺気腫患者9名と健常者8名の呼吸音を、一定流量で吸気（1L/s、2L/s）、呼気（1L/s）別に比較。呼吸音は200Hzのパワーを調べた。その結果同じ流量では両群で呼吸音強度は同等であり、従来言われている肺気腫の呼吸音強度低下は聴診時の呼吸流量の低下によるものである可能性を示唆した。

4. 佐野公彦．肺気腫患者の肺胞呼吸音についての検討．奈良医学雑誌 1998 ; 49 : 365-72.
    - 肺気腫16名、健常者8名で、流量350mL/sと700mL/sで吸気呼吸音の強度を総パワー値（100～2,000Hz）と高周波数成分（400～800Hz）のパワー値とで比較。その結果、肺気腫では総パワー値は増強する傾向があり、特に上肺野で高周波数成分の増加が著しかった。

5. Malmberg LP, Pesu L, Sovijärvi ARA. Significant differences in flow standardized breath sound spectra in patients with chronic obstructive pulmonary disease, stable asthma, and healthy lungs. *Thorax* 1995 ; 50 :1285-91.
    - COPD、喘息、健常人の肺音を一定流量（1～1.25L/s）で比較、喘息では呼吸音強度が強く、周波数も高い傾向があったが、COPDと健常人とは呼吸音強度も周波数分布も差がなかった。

6. Ploysongsang Y, Pare JA, Macklem PT. Lung sounds in patients with emphysema. *Am Rev Respir Dis* 1981 ;124 : 45-9.
    - 胸壁上4か所で呼吸音の強度を伝達の指標で補正した指数を求め、正常人と肺気腫で比較。呼吸に伴う変化が肺気腫では正常人と異なるパターンで呼吸ごとのばらつきが大きいことを示した。また、肺気腫では呼吸音が強いところも弱いところもあることなどを示した。

7. Ishimatsu A, Nakano H, Nogami H, Yoshida M, Iwanaga T, Hoshino T. Breath sound intensity during tidal breathing in COPD patients. *Intern Med* 2015 ; 54 :1183-91.
    - 流速を規定せず患者の自己ペースの安静呼吸と深呼吸で呼吸音の強さとそのときの呼吸流量を20名のCOPD（肺気腫）と20名の健常者で比較した。COPDは深呼吸では呼吸流量が健常人より低く呼吸音が弱いが、安静呼吸では呼吸流量が正常人と同等で、呼吸音は増強しており、その増強は特に400Hz以上の高い周波数帯域で著しいことを示した。

13．聴診・肺音計測の有用性

1. Baughman RP, Shipley RT, Loudon RG, Lower EE. Crackles in interstitial lung disease. Comparison of sarcoidosis and fibrosing alveolitis. *Chest* 1991 ; 100 : 96-101.
   - 安静呼吸での聴診でIPFでは11例中11例、サルコイドーシスでは17例中1例にクラックルを認めた。

2. Bettencourt PE, Del Bono EA, Spiegelman D, Hertzmark E, Murphy RLH Jr. Clinical utility of chest auscultation in common pulmonary disease. *Am J Respir Crit Care Med* 1994 ; 150 : 1291-7.
   - COPD、IPF、CHF、肺炎をそれぞれ20名、健常人15名を含む95名の対象で、多チャンネル肺音測定の結果だけで診断が可能であるかを調べ、聴診の有用性を示した。

3. Gavriely N, Nissan M, Cugell DW, Rubin AH. Respiratory health screening using pulmonary function tests and lung sound analysis. *Eur Respir J* 1994 ; 7 : 35-42.
   - 493名の労働者に質問紙、スパイロメトリー、肺音計測の3つを含む健診を行い、肺音検査を加えることで呼吸器疾患スクリーニングの感度が高まることを示した。

14．肺音の伝達に関する研究

1. 塩谷直久，竹澤祐一，三上理一郎，工藤翔二，渋谷惇夫．口腔から与えた正弦波音による呼吸器系の音響伝播の検討．日胸疾会誌 1984；22（2）：125-30.
   - 健常人5名に口腔からサイン波を投入し、気管上頸部と胸壁上の音を比較し、下気道・肺胸郭系は低域通過フィルター（12dB/octave）の特性を有し、その遮断周波数は肺尖部で300Hz、肺底部で150Hzであるとした。

2. 渋谷惇夫，塩谷直久，竹澤祐一，工藤翔二，三上理一郎．ホワイトノイズを用いた呼吸器系の音響伝播特性の検討．日胸疾会誌 1987；25（4）：428-34.
   - 健常人6名に口腔からホワイトノイズ、正弦波、トーンバースト波をそれぞれ投入し、気管上頸部での音を基準に胸壁上への音響伝播特性を調べた。その結果、フィルター特性は－12dB/octave、折点周波数は肺尖部250Hz、肺底部150～200Hzで、600Hzで音が増強していた。音響伝播速度は100Hzで70～80m/s、600Hzで90～100m/s、また位相特性の解析から2次遅れ系の性質を持っていることなどを明らかにした。

3. 米丸 亮，阿部 直，小林弘祐，川城丈夫，横山哲朗．肺・胸郭系における音の伝達特性－実験的胸水による変化．日胸疾会誌 1991；29（7）：829-35.
   - イヌを用いた研究で、実験的胸水注入で胸水貯留で100～300Hzの音響伝達が低下、400Hz以上では逆に音響伝達が良くなる現象を特に胸水貯留部の上部に相当する部位で認めた。

4. 工藤翔二．イヌ気管支内火花放電音の胸壁上波形と肺・胸郭系の音響伝播に関する実験的研究．日医大誌 1992；59（4）：323-34.
   - イヌの気管支内に微小電極を挿入し火花放電による発生させた音を胸膜面、肋間筋面、大胸筋面、皮膚面で測定した。音源で観測された音は周期0.085ms、持続0.7msであったのに対し、皮膚面での観測音はIDW 0.6～1.2ms、持続時間5～10msで後続波に周期が長くなる逆分散性をもった波形で、臨床的に観察されるクラックル波形に一致していた。また音響伝播速度は肺内で72±13m/s、胸壁で30±9m/sであった。

5. Patel S, Lu S, Doerschuk PC, Wodicka GR. Sonic phase delay from trachea to chest wall: spatial and inhaled gas dependency. *Med Biol Eng Comput* 1995；33：571-4.
   - 健常人 11 名に口腔から 150～1,200 Hz のノイズを投入、気管上から胸壁への伝播の遅延時間を周波数の関数として算出した。その結果、遅延時間は周波数が高いほど短かった（速度が速い）。また $He-O_2$ の吸入で 300 Hz 以下では影響がないが、高周波数では遅延が減少した。
6. Bergstresser T, Ofengeim D, Vyshedskiy A, Shane J, Murphy R. Sound transmission in the lung as a function of lung volume. *J Appl Physiol* 2002；93：667-74.
   - 健常人 12 名の口から混合周波数（130、140、150 Hz）の音を投入し頸部と胸壁 14 か所の音を収録し頸部の音を基準とした相互相関関数の解析から肺実質の伝播速度を 37 m/s とした。さらに肺気量が増大すると伝播時間は減少する（速度が増大する）ことを明らかにした。

15. 肺音のセンサー

1. Pasterkamp H, Kraman SS, DeFrain PD, Wodicka GR. Measurement of respiratory acoustical signals - Comparison of sensors. *Chest* 1993；104：1518-25.
   - 肺音計測に用いられる 7 種類のセンサーの特性を胸壁上の呼吸音で比較した結果、空気結合型マイクでは接触型センサーより高周波数帯域の感度が低かった。
2. Wodicka GR, Kraman SS, Zenk GM, Pasterkamp H. Measurement of respiratory acoustical signals: effect of microphone air cavity depth. *Chest* 1994；106：1140-4.
   - 模擬肺と実際の胸壁上の呼吸音の測定で、空気結合型マイクの空気室は深さが浅いほど高周波数の特性が良いことを示した。
3. Kraman SS, Wodicka GR, Oh Y, Pasterkamp H. Measurement of respiratory acoustic signals. Effect of microphone air cavity width, shape, and venting. *Chest* 1995；108：1004-8.
   - 空気結合型マイクのカップラーの形状の影響を胸壁上の呼吸音で調べた研究で、高周波数では直径が大きい方が良く、また空気室は円柱状より円錐状の方が特性が良かった。
4. 清川　浩，米丸　亮，堀江　忍，市瀬裕一，外山圭助．聴診器を用いた録音装置により収録した crackle の周波数分析．日胸疾会誌 1995；33(12)：1341-7.
   - IPF と気管支拡張症の患者のクラックルを、マイクで直接採取した場合と聴診器に接続したマイクで収録した場合とで、最大エントロピー法による周波数解析でのファイン／コースの判別が異なるかどうかを調べ、差は少ないことを示した。
5. 鈴木彰文，中山　淑．胸壁上に置かれた肺音トランスデューサの特性解析．医用電子と生体工学 2000；38：298-308.
   - 肺音センサーとして空気結合型マイクと加速度センサーの特性に影響する因子について理論的、実験的に解析している。
6. 坂尾富士彦．マイク・カートリッジを利用した加速度計型聴診センサーの構造・製法・特性．薬理と臨床 2005；15(5)：503-10.
   - 安価な ECM を用いて高周波数特性の優れた肺音計測用加速度センサーを作成する独自の方法を公開した文献。

16. 咳

1. Piirilä P, Sovijärvi ARA. Objective assessment of cough. *Eur Respir J* 1995 ; 8 : 1949-56.
   - 咳の計測方法などについての総説。
2. Murata A, Ohota N, Shibuya A, Ono H, Kudoh S. New non-invasive automatic cough counting program based on 6 types of classified cough sounds. *Intern Med* 2006 ; 45 (6) : 391-7.
   - 空中で測定した咳の音の変化の概形を5つのパラメータにつて解析し、6つの型を抽出、その結果をもとに咳の自動検出プログラムを開発した。
3. Birring SS, Fleming T, Matos S, Raj AA, Evans DH, Pavord ID. The Leicester cough monitor : preliminary validation of an automated cough detection system in chronic cough. *Eur Respir J* 2008 ; 31:1013-8.
   - 空中音のスペクトルの経時的変化の特徴について隠れマルコフモデルを用いたアルゴリズムで咳を検出する方法の妥当性を調べた研究。
4. Schmit KM, Coeytaux RR, Goode AP, McCrory DC, Yancy WS Jr, Kemper AR, Hasselblad V, Heidenfelder BL, Sanders GD. Evaluating cough assessment tools : a systematic review. *Chest* 2013 ; 144 (6) : 1819-26.
   - 質問紙、客観的方法を含む咳の評価方法の妥当性についてのレビュー。

17. いびき音

1. Dalmasso F, Prota R. Snoring : analysis, measurement, clinical implications and applications. *Eur Respir J* 1996 ; 9 : 146-59.
   - いびきについての総説。
2. 中野 博. 睡眠時無呼吸症候群といびき音の解析. 日本胸部臨床 2004 ; 63 (7) : 644-653.
   - いびきの計測方法についての総説。
3. Pevermagie D, Aarts RM, De Meyer M. The acoustics of snoring. *Sleep Med Rev* 2010 ; 14 (2) : 131-44.
   - いびきについての総説。計測方法が詳しく記述されている。
4. 中野 博. 睡眠時無呼吸症候群における無呼吸前後の気管音の解析. 奈良医誌 1995 ; 46 : 570-80.
   - 閉塞性睡眠時無呼吸では無呼吸前後の気管音に特有の変化があることを示した。
5. Nakano H, Hayashi M, Ohshima E, Nishikata N, Shinohara T. Validation of a new system of tracheal sound analysis for the diagnosis of sleep apnea-hypopnea syndrome. *Sleep* 2004 ; 27 : 951-7.
   - 夜間の気管音のみの解析で睡眠時無呼吸を高精度で診断できることを示した。
6. Nakano H, Hirayama K, Sadamitsu Y, Shin S, Iwanaga T. Mean tracheal sound energy during sleep is related to daytime blood pressure. *Sleep* 2013 ; 36 (9) : 1361-7.
   - 1,118名の睡眠ポリグラフ時の気管音を解析、夜間の気管音等価音圧レベルが、肥満、無呼吸などの因子を除外しても日中の高血圧に関連していることを示した。

Index

太数字は詳述箇所を示す。

数字

Ⅰ音 58
Ⅱ音 58
2CD (two-cycle width) 42, 45, **175**
8ビット 198
16ビット 198

欧文

AD変換 198
β刺激薬 125, 126
breath sounds 168
coarse crackles 5, **45**, 100, 105, 107, 110, 119, 141, 167, 173, **176**
COPD（慢性閉塞性肺疾患） 45, 47, **62**〜72, 122, 209
―― の聴診所見 62
CORSA 166
CPFE（気腫合併肺線維症） 76
crackles 19, 86, 90, 100, 110, **173**, 203
dB（デシベル） 24, **196**
death rattle 181
DPB（びまん性汎細気管支炎） 110
EasyLSA 191
FFT（高速フーリエ変換） 22, **198**
fine crackles 5, **42**, 73, 167, 173, **175**
Hamman's sign **58**, 166, **181**
Hz（ヘルツ） 12
ICレコーダ 191
IDW (initial deflection width) 175
IPF（特発性肺線維症） 42, 73, **78**
kHz（キロヘルツ） 12
lung sounds 166
monophonic wheezes 18, 47, 48, 103, **179**
muscle sound 30, **170**
noisy breathing 140
NSIP（非特異性間質性肺炎） 42, 73, **74**, 175
Pa（パスカル） 24
pleural friction rub 56
polyphonic wheezes 18, 47, **49**, **179**
rhonchi 6, 21, **50**, 88, 101, 107, 131, 135, 167, **178**
RSウイルス性細気管支炎 148
ruttle 54, 131, **181**, 206
SmartLSA 185
squawk 52, 101, **180**, 206
stridor 141, **153**
Tw/Ttot 125, 178
UIP（通常型間質性肺炎） 78
VCD（声帯機能異常） 141, **154**
wheezes 47, 141, **178**, 205

和文

あ

アスベスト肺 42
アセチルコリン 126
―― 吸入試験 127
安静呼吸 28, 30, 32, 62
アンチエイリアスフィルター 187

い

異常呼吸音 36
いびき 50
いびき音 166, 212
鼾様音 177
イヤー・ピース 10
インパルス 20

う

ウィーズ 6, 16, **47**, 62, 103, 110, 122, 125, 133, 135, 141, 167, **178**, 205
―― の消失 125
ウイルス性細気管支炎 148, 150

え

エイリアス現象 199

お

オクターブ 12
音の強さの足し算 196
音の強さの比 197
音の強さのレベル 196
音圧 23, 24, 196
―― 校正 200
―― レベル 24, **196**
音響校正器 200
音響伝達特性 172

か

解析時間窓 22
咳嗽 100
ガス交換 112
換気の不均等分布 39
換気モードA/C 160
換気モードSIMV 160
間質性肺炎 52, **73**〜85
―― の聴診所見 73
癌性胸水 56

き

基音 17
気管・気管支軟化症 47
気管狭窄 157
気管呼吸音 **28**, 166, **169**
気管支炎 50
気管支拡張症 45, 47, 50, 52, **100**〜109, 113, 119, 176
―― の聴診所見 100
気管支狭窄 125

Index

気管支呼吸音　**30**, 125, 166, **170**
気管支呼吸音化　**36**, 84, 90, 166, **170**, 173
気管支喘息　47, 50, 113, 119, 122, **125**〜140, 207
　　── 大発作　138
　　── での気道閉塞　140
　　── の聴診所見　125
　　── 発作　125
気管支肺胞呼吸音　170
気管腫瘍　158
気管軟化症　47
気腫合併肺線維症　76
気道炎症　100
気道虚脱　62
気道クリアランス　112
気道内分泌物　100
　　── の増加　125
気道の浮腫　125
気道平滑筋の攣縮　125
気道閉塞　47, 100
気道誘発試験　126
基本周波数　17
急性気管支炎　88
急性期肺炎　90
急性喉頭炎　152
急性肺炎　142, 144
胸郭変形　160
胸水　56, 181
胸膜炎　56
胸膜摩擦音　**56**, 166, **181**
局所換気　4, 32
キロヘルツ　12
筋音　30, **170**

く

クラックル　19, 86, 90, 100, 110, **173**, 203
　　── の解析　189
　　── の聴取　5
　　── の発生機序　174
クループ症候群　141, **152**

け

頸部の聴診　119, 179
結核後遺症　86

こ

拘束性胸郭疾患　86
高速フーリエ変換　22, 186
高調波　17
喉頭炎　141
喉頭軟化症　47
コース・クラックル　5, **45**, 100, 105, 107, 110, 119, 141, 167, 173, **176**
鼓音　3
呼気延長　166
呼気呼吸音　90
呼吸音　**166**〜168
　　── の異常　172
　　── の音圧　28
　　── の減弱　39, 62, 125
　　── の高調化　90
　　── の左右比較　5
　　── の増強　39
　　── のパワー　172
　　── の変化　112
呼吸理学療法　112
呼吸流速　172
呼吸流量　172
　　── 曲線　15
コヒーレンス解析　4
コンソリデーション　15, **36**, 90, 170

さ

細菌性肺炎　94, 96, 98
サイン波　12, 14, 16, **23**
サウンドスペクトログラム　12
サルコイドーシス　73
サンプリング周波数　198
サンプリング定理　198

し

時間軸拡大波形　13
時間軸波形　12, **23**
実効音圧　24

実効値　24
縦隔気腫　58
周波数　12, **23**
　　── 特性　8
重力依存性　42, 175
腫瘍による気管狭窄　157
純音　12, 14, 16, **23**
小児科領域の聴診　141
小児喘息　126〜139
小児の細菌性肺炎　142, 144
心音　4, **8**, 58, 170
　　── 除去　187
人工呼吸　50, **160**
人工呼吸中の聴診　160
深呼吸　28, 30, 32
心拍　181
心拍動　58
振幅　24

す

水泡音　166
スクウィーク　180
スクウォーク　**52**, 101, **180**, 206
ストライダー　141, **153**
スマートフォンによる肺音計測　184
スマートフォン用マイク　188

せ

清音　3
正弦波　16
正常呼吸音　**28**, 169, 202
　　── の成り立ち　168
成人の肺胞呼吸音　32
声帯機能異常　141, **154**
咳　212
脊椎後側弯症　86, 116, 160
石綿肺　73, **81**
喘息　⇒　気管支喘息
腺様囊胞癌　158

そ

粟粒結核　73
ソノグラム　**12**, 184

た
大葉性肺炎　90
濁音　3
打診　2
断続(性ラ)音　42, 166, **173**, 191

ち
中枢気道狭窄　196
チューブ　10
聴診　2
　——, 小児科領域の　141
　——の意義　2
　——の方法　3
聴診器　7
　——の選び方　7
　——の周波数特性　8
聴診部位　3
　——の科学的根拠　4
聴診法　7
調律　12

つ
通常型間質性肺炎　78

て
低域通過フィルター　14, 36, 168
低調性ウィーズ　177
デジタル変換　186
デシベル　24, **184**

と
特発性器質化肺炎　88
特発性肺線維症　42, 73, **78**, 175

な
ナイキスト周波数　186
夏型過敏性肺臓炎　84
難治性喘息　141

に
乳児　54
　——の肺胞呼吸音　34

ね
捻髪音　42, 166

は
パーシバルの定理　197
肺炎　52, **90**〜99, 141
　——, 急性　142, 144
　——, 細菌性　**91**〜99
　——, 小児の細菌性　142, 144
　——, 肺炎球菌性　91
　——, マイコプラズマ　146
　——の回復期　94, 96
　——の急性期　91
　——の治癒期　98
　——の聴診所見　90
肺炎球菌性肺炎　91
肺音　8, **166**, 167
　——計測　184, 210
　——に関する文献　201
　——の計測方法　202
　——の構成要素　14
　——の収録　183
　——のセンサー　199
　——の伝達　211
　——の臨床的意義　210
倍音　**17**, 50
肺音図　11
肺外雑音　181
肺水腫　42, 175
排痰　113, 116, 122
肺の虚脱　86
ハイパスフィルター　199
肺胞呼吸音　32, **34**, 160, 166, **170**
　——, 成人の　32
　——, 乳児の　34
　——, 幼児の　34
　——の気管支呼吸音化　**36**, 84, 90, 166, **170**, 173
　——の変化　167
肺野呼吸音の高調化　36
白色雑音　**14**, 28
パスカル　24
ハニング　198
ハマンズ・サイン　**58**, 166, **181**

ハミング　198
パルス波形　19
パルス列　21
パワー　185
パワースペクトル　26, 193
　——解析　190
　——表示　26

ひ
皮下気腫　58
非特異性間質性肺炎　42, 73, **74**, 175
ヒトメタニューモウイルス感染症　152
びまん性汎細気管支炎　110

ふ
ファイン・クラックル　5, **42**, 73, 167, 173, **175**
フーリエ逆変換　25
フーリエ変換　24, 198
笛様音　166, 177
副雑音　5, **42**, **166**, 173
ブラ　63, 66
フローリミテーション　178

へ
米国胸部学会　166
閉塞性細気管支炎　45
ベル型　9
ベルクロ・ラ音　42
ヘルツ　12

ほ
ポリフォニック・ウィーズ　18, 47, **49**, 179

ま
マイク　191
　——アダプター　188
マイコプラズマ肺炎　146
膜型　9
窓関数　186
慢性過敏性肺臓炎　84
慢性呼吸不全　76
慢性閉塞性肺疾患（COPD）　45, 47, **62**〜72, 122, 197

む
無気肺　112

も
モノフォニック・ウィーズ　18, 47, **48**, 103, **179**

よ
幼児の肺胞呼吸音　34

ら
ラ音　166
ラッセル音　166
ラットル　**54**, 131, **181**, 206
ランダム雑音　14
乱流　168
　—— 雑音　28

り
理学療法　112
理学療法前後の聴診所見　112
　—— の比較　**113**〜124
流体　168
量子化ビット数　198

れ
レイノルズ数　168
連続性ラ音　**47**, 166, 205
　—— の発生機序　177

ろ
ローパスフィルター　199
ロンカイ　6, 21, **50**, 88, 101, 107, 131, 135, 167, **178**
　—— 消失　113, 116

● 編者プロフィール ●

中野　博

1956年　京都市生まれ
1980年　奈良県立医科大学卒業、同第2内科（三上理一郎教授）で臨床研修
1982年　九州大学心療内科入局（～1989年）、この間、心身医学のほか、国立療養所南福岡病院（長野準院長）にて呼吸器病学を学ぶ。また九州大学心療内科　吾郷晋浩助教授（当時）より、気管支喘息のsleep studyの研究テーマを頂き、その後、睡眠呼吸障害、肺音の研究を行う端緒となる。
1989年　天理市立病院内科（～1998年）、この間、一般内科診療の傍ら、睡眠呼吸障害と肺音の研究を行い学位を取得。当時、同病院には肺音研究の先達の中谷（小山）泰弘医師がおられ、共同で肺音研究を始めることとなった。研究遂行のためコンピュータ・プログラミングの手技を習得し、肺音や睡眠ポリグラフの解析プログラムを独自に作成した。
1998年　国立療養所南福岡病院（現国立病院機構福岡病院）就職。呼吸器疾患や睡眠呼吸障害の診療を行うとともに、臨床研究を継続し現在に至る。
現　在　同病院・睡眠センター長、呼吸器科医長

肺聴診エキスパート ─視て、聴いて、自信がもてる─

2015年8月10日　第1版

編　著　　中野　博
発行者　　稲田　誠二
発行所　　株式会社 リブロ・サイエンス
　　　　　〒163-8510　東京都新宿区西新宿2-3-3
　　　　　KDDIビル アネックス2階
　　　　　電話 (03) 5326-9788
印　刷　　株式会社 ルナテック
表紙デザイン　伊藤 康広（松生庵文庫）

ⓒLibroScience, 2015
ISBN978-4-902496-52-9
Printed in Japan

落丁・乱丁は小社宛にお送り下さい。
送料小社負担にてお取り替えいたします。
定価はカバーに表示してあります。

Webに収録した肺音一覧

大分類	番号	項目	掲載ページ
肺音画像の見方	1	時報の模擬音	12
	2	白色雑音	14
	3	白色雑音（フィルター処理）	15
	4	白色雑音×呼吸流量変化（フィルター処理）	15
	5	呼吸流量変動の影響	16
	6	サイン波（300Hz）	16
	7	模擬ウィーズ（サイン波300Hz）	17
	8	倍音をもつ模擬モノフォニック・ウィーズ	17
	9	模擬ポリフォニック・ウィーズ	18
	10	周波数が変動する模擬ウィーズ	19
	11	パルス波形	19
	12	吸気後半の模擬クラックル	20
	13	パルス列（基本周波数100Hz）	21
	14	模擬ロンカイ	22
正常呼吸音	15	気管呼吸音、安静呼吸（成人、頸部）	29
	16	気管呼吸音、深呼吸（成人、頸部）	29
	17	気管支呼吸音、安静呼吸（成人、前胸部上肺野）	31
	18	気管支呼吸音、深呼吸（成人、前胸部上肺野）	31
	19	肺胞呼吸音、安静呼吸（成人、下肺野）	33
	20	肺胞呼吸音、深呼吸（成人、下肺野）	33
	21	小児の肺胞呼吸音（乳児、5か月）	35
	22	小児の肺胞呼吸音（幼児、14か月）	35
異常呼吸音	23	肺野呼吸音の高調化（気管支呼吸音化）、患側	37
	24	肺野呼吸音の高調化（気管支呼吸音化）、対側	38
	25	減弱と増強（COPD）、患側	40
	26	減弱と増強（COPD）、対側	41
副雑音	27	ファイン・クラックル、座位（慢性過敏性肺臓炎）	43
	28	ファイン・クラックル、前傾位（同一症例）	44
	29	コース・クラックル（気管支拡張症）	46
	30	ウィーズ（モノフォニック・ウィーズ、気管支喘息）	48
	31	ウィーズ（ポリフォニック・ウィーズ、気管支喘息）	49
	32	ロンカイ（1歳児の気管支喘息の発作時）	51
	33	スクウォーク（気管支拡張症）	53
	34	ラットル（気道感染を伴った喘息発作）	55
	35	胸膜摩擦音	57
	36	ハマンズ・サイン（縦隔気腫）	59
疾患別	37	COPD、症例1（右下肺野）	64
	38	COPD、症例1（左下肺野）	65
	39	COPD、症例2、ステージⅣ（左下肺野）	67
	40	COPD、症例3、ステージⅣと健常者の比較（COPD患者）	69
	41	COPD、症例3、ステージⅣと健常者の比較（健常者）	69
	42	COPD、症例4、ステージⅢ（安静呼吸、右上肺野）	71
	43	COPD、症例4、ステージⅢ（深呼吸、右上肺野）	71
	44	間質性肺炎、症例1（NSIP、非特異性間質性肺炎）	75
	45	間質性肺炎、症例2（CPFE、気腫合併肺線維症）	77
	46	間質性肺炎、症例3（IPF、特発性肺線維症、座位）	79
	47	間質性肺炎、症例3（IPF、特発性肺線維症、前傾位）	80

大分類	番号	項目	掲載ページ
疾患別	48	間質性肺炎、症例4（石綿肺、座位）	82
	49	間質性肺炎、症例4（石綿肺、前傾位）	83
	50	間質性肺炎、症例5（慢性過敏性肺臓炎、座位）	85
	51	間質性肺炎、症例5（慢性過敏性肺臓炎、前傾位）	85
	52	拘束性胸郭疾患（結核後遺症）	87
	53	急性気管支炎	89
	54	肺炎、症例1（急性期、患側）	92
	55	肺炎、症例1（急性期、健側）	92
	56	肺炎、症例2（回復期1）	95
	57	肺炎、症例3（回復期2）	97
	58	肺炎、症例4（治癒期）	99
	59	気管支拡張症、症例1（スクウォーク、ロンカイ）	102
	60	気管支拡張症、症例2（モノフォニック・ウィーズ）	104
	61	気管支拡張症、症例3（コース・クラックル）	106
	62	気管支拡張症、症例4（治療開始時）	108
	63	気管支拡張症、症例4（治療3日後）	109
	64	びまん性汎細気管支炎（DPB）	111
	65	理学療法前後の比較、症例1（理学療法前）	114
	66	理学療法前後の比較、症例1（理学療法後）	115
	67	理学療法前後の比較、症例2（理学療法前）	117
	68	理学療法前後の比較、症例2（理学療法前）	118
	69	理学療法前後の比較、症例3（理学療法前）	120
	70	理学療法前後の比較、症例3（理学療法前）	121
	71	理学療法前後の比較、症例4（理学療法前）	123
	72	理学療法前後の比較、症例4（理学療法前）	124
	73	気管支喘息、症例1（誘発試験前）	127
	74	気管支喘息、症例1（誘発直前）	128
	75	気管支喘息、症例1（誘発時）	129
	76	気管支喘息、症例1（回復時）	130
	77	気管支喘息、症例2（ラットル、ロンカイ）	132
	78	気管支喘息、症例3（ウィーズ）	134
	79	気管支喘息、症例4（咳嗽前）	136
	80	気管支喘息、症例4（咳嗽後）	137
	81	気管支喘息、症例5（大発作）	139
	82	小児の症例1（細菌性肺炎1）	143
	83	小児の症例2（細菌性肺炎2）	145
	84	小児の症例3（マイコプラズマ肺炎）	147
	85	小児の症例4（ウイルス性細気管支炎1）	149
	86	小児の症例5（ウイルス性細気管支炎2）	151
	87	小児の症例6（クループ症候群）	153
	88	小児の症例7（声帯機能異常）、頸部	155
	89	小児の症例7（声帯機能異常）、肺野	156
	90	腫瘍による気管狭窄（手術前）	158
	91	腫瘍による気管狭窄（手術後）	159
	92	人工呼吸中の聴診（換気モードA/Cで長い吸気時間の時期）	162
	93	人工呼吸中の聴診（換気モードSIMVで通常の吸気時間の時期）	163

■ Webの使い方 ■

❏ 初期画面では目次が隠されています。画面左上のアイコンをクリック（あるいはタップ）すると、目次とともに音源切り替えボタンが現れます。

音源の説明については、本書巻頭 xii ページをご覧下さい。

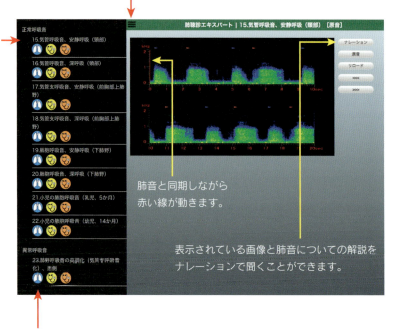

クリックすると目次が左側に現れます。
（スマートフォン、タブレット、パソコン共通）

行頭の数字は本文と連動しています。

例： Web ▶ 15

肺音と同期しながら赤い線が動きます。

表示されている画像と肺音についての解説をナレーションで聞くことができます。

音源切り替えボタン

🫁：原　音
　マイクアダプターを介して採取した肺音。
　直接聴診音（胸に耳を当てて聴く音）に近い。

😀：聴診器音 1
　3M™ リットマン™ のカルディオロジー Ⅲ ™ での聴診音に近似させた音。
　原音を著者作成のフィルターを介して変換したもの。

😀：聴診器音 2
　ケンツメディコ株式会社のドクターフォネットでの聴診音に近似させた音。
　原音を著者作成のフィルターを介して変換したもの。

日本人の食事摂取基準（2020年版）の概要

【おもな改定のポイント】
1）活力ある健康長寿社会の実現に向けて
- ▶ きめ細かな栄養施策を推進する観点から，50歳以上について，より細かな年齢区分による摂取基準を設定．
- ▶ 高齢者のフレイル予防の観点から，総エネルギー量に占めるべきたんぱく質由来エネルギー量の割合（％エネルギー）について，65歳以上の目標量の下限を13％エネルギーから15％エネルギーに引き上げ．
- ▶ 若いうちからの生活習慣病予防を推進するため，以下の対応を実施．
  - ・飽和脂肪酸，カリウムについて，小児の目標量を新たに設定．
  - ・ナトリウム（食塩相当量）について，成人の目標量を 0.5 g/日引き下げるとともに，高血圧及び慢性腎臓病（CKD）の重症化予防を目的とした量として，新たに 6 g/日未満と設定．
  - ・コレステロールについて，脂質異常症の重症化予防を目的とした量として，新たに 200 mg/日未満に留めることが望ましいことを記載．
2）EBPM(Evidence Based Policy Making：根拠に基づく政策立案)の更なる推進に向けて
- ▶ 食事摂取基準を利用する専門職等の理解の一助となるよう，目標量のエビデンスレベルを対象栄養素ごとに新たに設定．

株式会社 学建書院

「日本人の食事摂取基準」は，健康増進法（平成14年法律第103号）第16条の2に基づき，国民の健康の保持・増進を図る上で摂取することが望ましいエネルギー及び栄養素の量の基準を厚生労働大臣が定めるもので，5年毎に改定を行っています．

〈概　要〉

○食事摂取基準は，国民の健康の保持・増進，生活習慣病の予防（発症予防）を目的として策定され，個人にも集団にも用いるものである．また，生活習慣病の重症化予防に当たっても参照すべきものである．

○食事摂取基準で示されるエネルギー及び栄養素の基準は，次の6つの指標から構成されている．すなわち，エネルギーの指標はBMI，栄養素の指標は推定平均必要量，推奨量，目安量，目標量及び耐容上限量である．なお，生活習慣病の重症化予防を目的として摂取量の基準を設定する必要のある栄養素については，発症予防を目的とした量（目標量）とは区別して示した．各指標の定義及び注意点は全て総論で述べられているため，これらを熟知した上で各論を理解し，活用することが重要である．

○目標量の設定で対象とした生活習慣病は，高血圧症，脂質異常症，糖尿病，慢性腎臓病である．また，高齢者におけるフレイルも検討対象とした．

○同じ指標であっても，栄養素の間でその設定方法及び活用方法が異なる場合があるので注意を要する．

○食事摂取基準で示される摂取量は，全て各性・年齢区分における参照体位を想定した値である．参照体位と大きく異なる体位を持つ個人又は集団に用いる場合には注意を要する．また，栄養素については，身体活動レベルⅡ（ふつう）を想定した値である．この身体活動レベルと大きく異なる身体活動レベルを持つ個人又は集団に用いる場合には注意を要する．

○食事摂取基準で示される摂取量は，全て習慣的な摂取量である．原則として，1皿，1食，1日，数日間等の短期間での管理を前提としたものではないため，これらに用いる場合には注意を要する．

○食事摂取基準の活用に当たっては，食事調査によって習慣的な摂取量を把握し，食事摂取基準で示されている各指標の値を比較することが勧められている．なお，エネルギーはエネルギー摂取量ではなく，体格指数及び体重の変化を用いることが勧められている．また，食事調査はそれぞれの長所・短所を十分に理解した上で用いることが重要である．

1. 策定方針

　日本人の食事摂取基準は，健康な個人及び集団を対象として，国民の健康の保持・増進，生活習慣病の予防のために参照するエネルギー及び栄養素の摂取量の基準を示すものである．

　日本人の食事摂取基準（2020年版）策定の方向性を**図1**に示した．

　2020年版については，栄養に関連した身体・代謝機能の低下の回避の観点から，健康の保持・増進，生活習慣病の発症予防及び重症化予防に加え，高齢者の低栄養予防やフレイル予防も視野に入れて策定を行うこととした．

　また，科学的根拠に基づく策定を行うことを基本とし，現時点で根拠は十分ではないが重要な課題については，今後，実践や研究を推進していくことで根拠の集積を図る必要があることから，研究課題の整理も行うこととした．

1）対象とする個人及び集団の範囲

　食事摂取基準の対象は，健康な個人及び健康な者を中心として構成されている集団とし，生活習慣病等に関する危険因子を有していたり，また，高齢者においてはフレイルに関する危険因子を有していたりしても，おおむね自立した日常生活を営んでいる者及びこのような者を中心として構成されている集団は含むものとする．

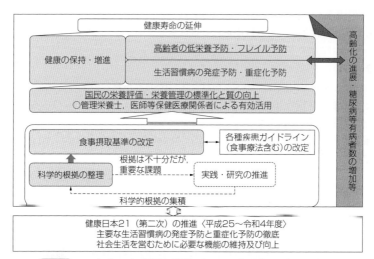

図1 日本人の食事摂取基準（2020年版）策定の方向性

2）指標の目的と種類

● エネルギーの指標

　エネルギーについては，エネルギー摂取の過不足の回避を目的とする指標を設定する．

● 栄養素の指標

　栄養素の指標は，3つの目的からなる5つの指標で構成する．具体的には，摂取不足の回避を目的とする3種類の指標，過剰摂取による健康障害の回避を目的とする指標及び生活習慣病の発症予防を目的とする指標から構成する（**図2**）．

　摂取不足の回避を目的として，「推定平均必要量」（estimated average requirement：EAR）を設定する．推定平均必要量は，半数の者が必要量を満たす量である．推定平均必要量を補助する目的で「推奨量」（recommended dietary allowance：RDA）を設定する．推奨量は，ほとんどの者が充足している量である．

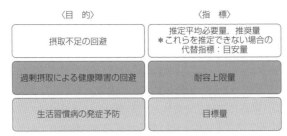

図2 栄養素の指標の目的と種類

※十分な科学的根拠がある栄養素については，上記の指標とは別に，生活習慣病の重症化予防及びフレイル予防を目的とした量を設定

　十分な科学的根拠が得られず，推定平均必要量と推奨量が設定できない場合は，「目安量」(adequate intake：AI) を設定する．一定の栄養状態を維持するのに十分な量であり，目安量以上を摂取している場合は不足のリスクはほとんどない．

　過剰摂取による健康障害の回避を目的として，「耐容上限量」(tolerable upper intake level：UL) を設定する．十分な科学的根拠が得られない栄養素については設定しない．

　また，「生活習慣病の発症予防のために現在の日本人が当面の目標とすべき摂取量」として「目標量」(tentative dietary goal for preventing life-style related diseases：DG) を設定する．なお，生活習慣病の重症化予防及びフレイル予防を目的として摂取量の基準を設定できる栄養素については，発症予防を目的とした量（目標量）とは区別して示す．

3) 年齢区分

　乳児については，前回と同様に，「0～5か月」と「6～11か月」の2つに区分することとし，特に成長に合わせてより詳細な年齢区分設定が必要と考えられる場合には「0～5か月」，「6～8か月」，「9～11か月」の3つの区分とする．

　1～17歳を小児，18歳以上を成人とする．なお，高齢者については，65～74歳，75歳以上の2つの区分とする．

2. 参照体位

1) 目　的

　食事摂取基準の策定において参照する体位（身長・体重）は，性及び年齢区分に応じ，日本人として平均的な体位を持った者を想定し，健全な発育及び健康の保持・増進，生活習慣病の予防を考える上での参照値として提示し，これを参照体位（参照身長，参照体重）と呼ぶ．

2) 基本的な考え方

　乳児・小児については，日本小児内分泌学会・日本成長学会合同標準値委員会による小児の体格評価に用いる身長，体重の標準値を参照体位とした．

　一方，成人・高齢者については，現時点では，性別及び年齢区分ごとの標準値となり得る理想の体位が不明なことから，これまでの日本人の食事摂取基準での方針を踏襲し，原則として利用可能な直近のデータを現況値として用い，性別及び年齢区分ごとに1つの代表値を算定することとした．

　なお，現況において，男性では肥満の者の割合が約3割，女性では20～30歳代でやせの者の割合が2割程度見られる．また，高齢者においては，身長，体重の測定上の課題を有している．今後，こうした点を踏まえ，望ましい体位についての検証が必要である．

| 参　考 | 食事摂取基準の各指標を理解するための概念 |

　推定平均必要量や耐容上限量などの指標を理解するための概念図を**図3**に示す．この図は，習慣的な摂取量と摂取不足又は過剰摂取に由来する健康障害のリスク，すなわち，健康障害が生じる確率との関係を概念的に示している．この概念を集団に当てはめると，摂取不足を生じる者の割合又は過剰摂取によって健康障害を生じる者の割合を示す図として理解することもできる．

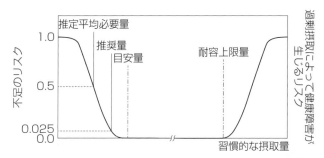

図3　食事摂取基準の各指標（推定平均必要量，推奨量，目安量，耐容上限量）を理解するための概念図

　縦軸は，個人の場合は不足又は過剰によって健康障害が生じる確率を，集団の場合は不足状態にある者又は過剰摂取によって生じる者の割合を示す．

　不足の確率が推定平均必要量では0.5（50％）あり，推奨量では0.02〜0.03（中間値として0.025）（2〜3％又は2.5％）あることを示す．耐容上限量以上の量を摂取した場合には過剰摂取による健康障害が生じる潜在的なリスクが存在することを示す．そして，推奨量と耐容上限量との間の摂取量では，不足のリスク，過剰摂取による健康障害が生じるリスクともに0（ゼロ）に近いことを示す．

　目安量については，推定平均必要量及び推奨量と一定の関係を持たない．しかし，推奨量と目安量を同時に算定することが可能であれば，目安量は推奨量よりも大きい（図では右方）と考えられるため，参考として付記した．

　目標量は，ここに示す概念や方法とは異なる性質のものであることから，ここには図示できない．

3）算出方法等
● 乳児・小児

　日本小児内分泌学会・日本成長学会合同標準値委員会による小児の体格評価に用いる身長，体重の標準値を基に，年齢区分に応じて，当該月齢及び年齢区分の中央時点における中央値を引用した．ただし，公表数値が年齢区分と合致しない場合は，同様の方法で算出した値を用いた．

● 成人・高齢者（18歳以上）

　平成28年国民健康・栄養調査における当該の性・年齢区分における身長・体重の中央値とし，女性については，妊婦，授乳婦を除いて算出した．

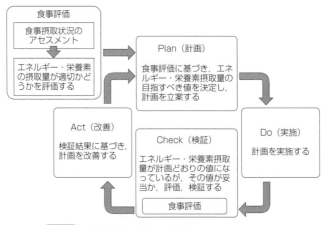

図4 食事摂取基準の活用とPDCAサイクル

3. 活用に関する基本的事項

1）活用の基本的考え方

　健康な個人又は集団を対象として，健康の保持・増進，生活習慣病の発症予防及び重症化予防のための食事改善に，食事摂取基準を活用する場合は，PDCAサイクルに基づく活用を基本とする．その概要を**図4**に示す．

2）指標別に見た活用上の留意点

　各指標について活用上の留意点を記述する．ただし，活用の目的と栄養素の種類によって活用方法は異なるため，活用の目的，指標の定義，栄養素の特性を十分に理解することが重要である．

● エネルギー収支バランス

　エネルギーについては，エネルギーの摂取量及び消費量のバランス（エネルギー収支バランス）の維持を示す指標として提示したBMIを用いることとする．実際には，エネルギー摂取の過不足について体重の変化を測定することで評価する．又は，測定されたBMIが，目標とするBMIの範囲を下回っていれば「不足」，上回っていれば「過剰」のおそれがないか，他の要因も含め，総合的に判断する．生活習慣病の発症予防の観点からは，体重管理の基本的な考え方や，各年齢階級の望ましいBMI（体重）の範囲を踏まえて個人の特性を重視し，対応することが望まれる．また，重症化予防の観点からは，体重の減少率と健康状態の改善状況を評価しつつ，調整していくことが望まれる．

● 推定平均必要量

　推定平均必要量は，個人では不足の確率が50%であり，集団では半数の対象者で不足が生じると推定される摂取量であることから，この値を下回って摂取することや，この値を下回っている対象者が多くいる場合は問題が大きいと考える．しかし，その問題の大きさの程度は栄養素によって異なる．具体的には問題の大きさは，おおむね次の順序となる（冒頭の記号は，p.9**表1**で用いた記号に対応している）．

- a：集団内の半数の者に不足又は欠乏の症状が現れ得る摂取量をもって推定平均必要量とした栄養素…問題が最も大きい．
- b：集団内の半数の者で体内量が維持される摂取量をもって推定平均必要量とした栄養素…問題が次に大きい．
- c：集団内の半数の者で体内量が飽和している摂取量をもって推定平均必要量とした栄養素…問

題が次に大きい．
- x：上記以外の方法で推定平均必要量が定められた栄養素…問題が最も小さい．

● 推奨量

推奨量は，個人の場合は不足の確率がほとんどなく，集団の場合は不足が生じていると推定される対象者がほとんど存在しない摂取量であることから，この値の付近かそれ以上を摂取していれば不足のリスクはほとんどないものと考えられる．

● 目安量

目安量は，十分な科学的根拠が得られないため，推定平均必要量が算定できない場合に設定される指標であり，目安量以上を摂取していれば，不足しているリスクは非常に低い．したがって，目安量付近を摂取していれば，個人の場合は不足の確率がほとんどなく，集団の場合は不足が生じていると推定される対象者はほとんど存在しない．なお，その定義から考えると，目安量は推奨量よりも理論的に高値を示すと考えられる．一方，目安量未満を摂取していても，不足の有無やそのリスクを示すことはできない．

● 耐容上限量

耐容上限量は，この値を超えて摂取した場合，過剰摂取による健康障害が発生するリスクが0（ゼロ）より大きいことを示す値である．しかしながら，通常の食品を摂取している限り，耐容上限量を超えて摂取することはほとんどあり得ない．また，耐容上限量の算定は理論的にも実験的にも極めて難しく，多くは少数の発生事故事例を根拠としている．これは，耐容上限量の科学的根拠の不十分さを示すものである．そのため，耐容上限量は「これを超えて摂取してはならない量」というよりもむしろ，「できるだけ接近することを回避する量」と理解できる．

また，耐容上限量は，過剰摂取による健康障害に対する指標であり，健康の保持・増進，生活習慣病の発症予防を目的として設けられた指標ではない．耐容上限量の活用に当たっては，このことに十分留意する必要がある．

● 目標量

生活習慣病の発症予防を目的として算定された指標である．生活習慣病の原因は多数あり，食事はその一部である．したがって，目標量だけを厳しく守ることは，生活習慣病の発症予防の観点からは正しいことではない．

例えば，高血圧の危険因子の一つとしてナトリウム（食塩）の過剰摂取があり，主としてその観点からナトリウム（食塩）の目標量が算定されている．しかし，高血圧が関連する生活習慣としては，肥満や運動不足等とともに，栄養面ではアルコールの過剰摂取やカリウムの摂取不足も挙げられる．ナトリウム（食塩）の目標量の扱い方は，これらを十分に考慮し，更に対象者や対象集団の特性も十分に理解した上で，決定する．

また，栄養素の摂取不足や過剰摂取による健康障害に比べると，生活習慣病は非常に長い年月の生活習慣（食習慣を含む）の結果として発症する．生活習慣病のこのような特性を考えれば，短期間に強く管理するものではなく，長期間（例えば，生涯）を見据えた管理が重要である．

● 指標の特性などを総合的に考慮

食事摂取基準は，エネルギーや各種栄養素の摂取量についての基準を示すものであるが，指標の特性や示された数値の信頼度，栄養素の特性，更には対象者や対象集団の健康状態や食事摂取状況などによって，活用においてどの栄養素を優先的に考慮するかが異なるため，これらの特性や状況を総合的に把握し，判断することになる．

食事摂取基準の活用のねらいとしては，エネルギー摂取の過不足を防ぐこと，栄養素の摂取不足を防ぐことを基本とし，生活習慣病の発症・重症化予防を目指すことになる．また，通常の食品以外の食品等特定の成分を高濃度に含有する食品を摂取している場合には，過剰摂取による健康障害を防ぐことにも配慮する．

栄養素の摂取不足の回避については，十分な科学的根拠が得られる場合には推定平均必要量と推

奨量が設定され，得られない場合にはその代替指標として目安量が設定されていることから，設定された指標によって，数値の信頼度が異なることに留意する．また，推定平均必要量と推奨量が設定されている場合でも，その根拠が日本人を対象にしたものではなく，諸外国の特定の国の基準を参考にして算定されている場合や，日本人における有用な報告がないため，諸外国の研究結果に基づき算定されている場合がある．このように同一の指標でも，その根拠により，示された数値の信頼度が異なることに留意する．

　生活習慣病の発症予防に資することを目的に目標量が設定されているが，生活習慣病の発症予防に関連する要因は多数あり，食事はその一部である．このため，目標量を活用する場合は，関連する因子の存在とその程度を明らかにし，これらを総合的に考慮する必要がある．

　例えば，心筋梗塞では，その危険因子として肥満，高血圧，脂質異常症とともに，喫煙や運動不足が挙げられる．栄養面では，食塩の過剰摂取，飽和脂肪酸の過剰摂取など，関連する因子は数多くある．それらの存在を確認するとともに，それぞれの因子の科学的根拠の強さや発症に影響を与える程度を確認する必要がある．また，対象者や対象集団における疾患のリスクがどの程度で，関連する因子を有している状況やその割合がどのくらいかを把握した上で，どの栄養素の摂取量の改善を目指すのか，総合的に判断することになる．2020年版では，目標量についてエビデンスレベルを示している．目標量の活用に当たっては，エビデンスレベルも適宜参照するのが望ましい．

4. 策定した食事摂取基準

　1歳以上について基準を策定した栄養素と指標を**表1**に示す．

　なお，健康増進法に基づき厚生労働大臣が定めるものとされている栄養素の摂取量の基準について参考情報がある場合は，原則として，該当栄養素の摂取量の基準に係る表の脚注に記載する．

表1 基準を策定した栄養素と指標[1]（1歳以上）

栄養素			推定平均必要量(EAR)	推奨量(RDA)	目安量(AI)	耐容上限量(UL)	目標量(DG)
たんぱく質[2]			○[b]	○[b]	—	—	○[3]
脂質	脂質		—	—	—	—	○[3]
	飽和脂肪酸[4]		—	—	—	—	○[3]
	n-6系脂肪酸		—	—	○	—	—
	n-3系脂肪酸		—	—	○	—	—
	コレステロール[5]		—	—	—	—	—
炭水化物	炭水化物		—	—	—	—	○[3]
	食物繊維		—	—	—	—	○
	糖類		—	—	—	—	—
主要栄養素バランス[2]			—	—	—	—	○[3]
ビタミン	脂溶性	ビタミンA	○[a]	○[a]	—	○	—
		ビタミンD[2]	—	—	○	○	—
		ビタミンE	—	—	○	○	—
		ビタミンK	—	—	○	—	—
	水溶性	ビタミンB_1	○[c]	○[c]	—	—	—
		ビタミンB_2	○[c]	○[c]	—	—	—
		ナイアシン	○[a]	○[a]	—	○	—
		ビタミンB_6	○[b]	○[b]	—	○	—
		ビタミンB_{12}	○[a]	○[a]	—	—	—
		葉酸	○[a]	○[a]	—	○[7]	—
		パントテン酸	—	—	○	—	—
		ビオチン	—	—	○	—	—
		ビタミンC	○[x]	○[x]	—	—	—
ミネラル	多量	ナトリウム[6]	○[a]	—	—	—	○
		カリウム	—	—	○	—	○
		カルシウム	○[b]	○[b]	—	○	—
		マグネシウム	○[b]	○[b]	—	○[7]	—
		リン	—	—	○	○	—
	微量	鉄	○[x]	○[x]	—	○	—
		亜鉛	○[b]	○[b]	—	○	—
		銅	○[b]	○[b]	—	○	—
		マンガン	—	—	○	○	—
		ヨウ素	○[a]	○[a]	—	○	—
		セレン	○[a]	○[a]	—	○	—
		クロム	—	—	○	○	—
		モリブデン	○[b]	○[b]	—	○	—

1 一部の年齢区分についてだけ設定した場合も含む．
2 フレイル予防を図る上での留意事項を表の脚注として記載．
3 総エネルギー摂取量に占めるべき割合（％エネルギー）．
4 脂質異常症の重症化予防を目的としたコレステロールの量と，トランス脂肪酸の摂取に関する参考情報を表の脚注として記載．
5 脂質異常症の重症化予防を目的とした量を飽和脂肪酸の表の脚注に記載．
6 高血圧及び慢性腎臓病（CKD）の重症化予防を目的とした量を表の脚注として記載．
7 通常の食品以外の食品からの摂取について定めた．
a 集団内の半数の者に不足又は欠乏の症状が現れ得る摂取量をもって推定平均必要量とした栄養素．
b 集団内の半数の者で体内量が維持される摂取量をもって推定平均必要量とした栄養素．
c 集団内の半数の者で体内量が飽和している摂取量をもって推定平均必要量とした栄養素．
x 上記以外の方法で推定平均必要量が定められた栄養素．

① 参照体位（参照身長，参照体重）[1]，基礎代謝量

性別	男性				女性[2]			
年齢等	参照身長 (cm)	参照体重 (kg)	基礎代謝基準値 (kcal/kg体重/日)	基礎代謝量 (kcal/日)	参照身長 (cm)	参照体重 (kg)	基礎代謝基準値 (kcal/kg体重/日)	基礎代謝量 (kcal/日)
0～5（月）	61.5	6.3	—	—	60.1	5.9	—	—
6～11（月）	71.6	8.8	—	—	70.2	8.1	—	—
6～8（月）	69.8	8.4	—	—	68.3	7.8	—	—
9～11（月）	73.2	9.1	—	—	71.9	8.4	—	—
1～2（歳）	85.8	11.5	61.0	700	84.6	11.0	59.7	660
3～5（歳）	103.6	16.5	54.8	900	103.2	16.1	52.2	840
6～7（歳）	119.5	22.2	44.3	980	118.3	21.9	41.9	920
8～9（歳）	130.4	28.0	40.8	1,140	130.4	27.4	38.3	1,050
10～11（歳）	142.0	35.6	37.4	1,330	144.0	36.3	34.8	1,260
12～14（歳）	160.5	49.0	31.0	1,520	155.1	47.5	29.6	1,410
15～17（歳）	170.1	59.7	27.0	1,610	157.7	51.9	25.3	1,310
18～29（歳）	171.0	64.5	23.7	1,530	158.0	50.3	22.1	1,110
30～49（歳）	171.0	68.1	22.5	1,530	158.0	53.0	21.9	1,160
50～64（歳）	169.0	68.0	21.8	1,480	155.8	53.8	20.7	1,110
65～74（歳）	165.2	65.0	21.6	1,400	152.0	52.1	20.7	1,080
75以上（歳）	160.8	59.6	21.5	1,280	148.0	48.8	20.7	1,010

[1] 0～17歳は，日本小児内分泌学会・日本成長学会合同標準値委員会による小児の体格評価に用いる身長，体重の標準値をもとに，年齢区分に応じて，当該月齢及び年齢区分の中央時点における中央値を引用した．ただし，公表数値が年齢区分と合致しない場合は，同様の方法で算出した値を用いた．18歳以上は，平成28年国民健康・栄養調査における当該の性及び年齢区分における身長・体重の中央値を用いた．
[2] 妊婦，授乳婦を除く．

参考　推定エネルギー必要量（kcal/日）

性別	男性			女性		
身体活動レベル[1]	I	II	III	I	II	III
0～5（月）	—	550	—	—	500	—
6～8（月）	—	650	—	—	600	—
9～11（月）	—	700	—	—	650	—
1～2（歳）	—	950	—	—	900	—
3～5（歳）	—	1,300	—	—	1,250	—
6～7（歳）	1,350	1,550	1,750	1,250	1,450	1,650
8～9（歳）	1,600	1,850	2,100	1,500	1,700	1,900
10～11（歳）	1,950	2,250	2,500	1,850	2,100	2,350
12～14（歳）	2,300	2,600	2,900	2,150	2,400	2,700
15～17（歳）	2,500	2,800	3,150	2,050	2,300	2,550
18～29（歳）	2,300	2,650	3,050	1,700	2,000	2,300
30～49（歳）	2,300	2,700	3,050	1,750	2,050	2,350
50～64（歳）	2,200	2,600	2,950	1,650	1,950	2,250
65～74（歳）	2,050	2,400	2,750	1,550	1,850	2,100
75以上（歳）[2]	1,800	2,100	—	1,400	1,650	—
妊婦（付加量）[3] 初期				+50	+50	+50
中期				+250	+250	+250
後期				+450	+450	+450
授乳婦（付加量）				+350	+350	+350

[1] 身体活動レベルは，低い，ふつう，高いの3つのレベルとして，それぞれI，II，IIIで示した．
[2] レベルIIは自立している者，レベルIは自宅にいてほとんど外出しない者に相当する．レベルIは高齢者施設で自立に近い状態で過ごしている者にも適用できる値である．
[3] 妊婦個々の体格や妊娠中の体重増加量及び胎児の発育状況の評価を行うことが必要である．

注1：活用に当たっては，食事摂取状況のアセスメント，体重及びBMIの把握を行い，エネルギーの過不足は，体重の変化又はBMIを用いて評価すること．
注2：身体活動レベルIの場合，少ないエネルギー消費量に見合った少ないエネルギー摂取量を維持することになるため，健康の保持・増進の観点からは，身体活動量を増加させる必要がある．

② 身体活動レベル別にみた活動内容と活動時間の代表例

身体活動レベル[1]	低い（I） 1.50（1.40～1.60）	ふつう（II） 1.75（1.60～1.90）	高い（III） 2.00（1.90～2.20）
日常生活の内容[2]	生活の大部分が座位で，静的な活動が中心の場合	座位中心の仕事だが，職場内での移動や立位での作業・接客等，あるいは通勤・買い物での歩行，家事，軽いスポーツのいずれかを含む場合	移動や立位の多い仕事への従事者．あるいは，スポーツなど余暇における活発な運動習慣をもっている場合
中程度の強度（3.0～5.9メッツ）の身体活動の1日当たりの合計時間（時間/日）[3]	1.65	2.06	2.53
仕事での1日当たりの合計歩行時間（時間/日）[3]	0.25	0.54	1.00

[1] 代表値．（ ）内はおよその範囲．
[2] Black, et al. Ishikawa-Takata, et al. を参考に，身体活動レベル（PAL）に及ぼす仕事時間中の労作の影響が大きいことを考慮して作成．
[3] Ishikawa-Takata, et al. による．

③ 目標とするBMIの範囲（18歳以上）[1,2]

年齢（歳）	目標とするBMI（kg/m²）
18～49	18.5～24.9
50～64	20.0～24.9
65～74[3]	21.5～24.9
75以上[3]	21.5～24.9

[1] 男女共通．あくまでも参考として使用すべきである．
[2] 観察疫学研究において報告された総死亡率が最も低かったBMIを基に，疾患別の発症率とBMIとの関連，死因とBMIとの関連，喫煙や疾患の合併によるBMIや死亡リスクへの影響，日本人のBMIの実態に配慮し，総合的に判断し目標とする範囲を設定．
[3] 高齢者では，フレイルの予防及び生活習慣病の発症予防の両者に配慮する必要があることも踏まえ，当面目標とするBMIの範囲を21.5～24.9 kg/m²とした．

④ エネルギー産生栄養素バランス（%エネルギー）

性別	男性				女性			
	目標量[1,2]				目標量[1,2]			
年齢等	たんぱく質[3]	脂質[4]	飽和脂肪酸	炭水化物[5,6]	たんぱく質[3]	脂質[4]	飽和脂肪酸	炭水化物[5,6]
		脂質				脂質		
0〜11（月）	—	—	—	—	—	—	—	—
1〜2（歳）	13〜20	20〜30	—	50〜65	13〜20	20〜30	—	50〜65
3〜5（歳）	13〜20	20〜30	10以下	50〜65	13〜20	20〜30	10以下	50〜65
6〜7（歳）	13〜20	20〜30	10以下	50〜65	13〜20	20〜30	10以下	50〜65
8〜9（歳）	13〜20	20〜30	10以下	50〜65	13〜20	20〜30	10以下	50〜65
10〜11（歳）	13〜20	20〜30	10以下	50〜65	13〜20	20〜30	10以下	50〜65
12〜14（歳）	13〜20	20〜30	10以下	50〜65	13〜20	20〜30	10以下	50〜65
15〜17（歳）	13〜20	20〜30	8以下	50〜65	13〜20	20〜30	8以下	50〜65
18〜29（歳）	13〜20	20〜30	7以下	50〜65	13〜20	20〜30	7以下	50〜65
30〜49（歳）	13〜20	20〜30	7以下	50〜65	13〜20	20〜30	7以下	50〜65
50〜64（歳）	14〜20	20〜30	7以下	50〜65	14〜20	20〜30	7以下	50〜65
65〜74（歳）	15〜20	20〜30	7以下	50〜65	15〜20	20〜30	7以下	50〜65
75以上（歳）	15〜20	20〜30	7以下	50〜65	15〜20	20〜30	7以下	50〜65
妊婦 初期					13〜20	20〜30	7以下	50〜65
中期					13〜20			
後期					15〜20			
授乳婦					15〜20	20〜30	7以下	50〜65

[1] 必要なエネルギー量を確保した上でのバランスとすること．
[2] 範囲に関しては，おおむねの値を示したものであり，弾力的に使用すること．
[3] 65歳以上の高齢者について，フレイル予防を目的とした量を定めることは難しいが，身長・体重が参照体位に比べて小さい者や，特に75歳以上であって加齢に伴い身体活動量が大きく低下した者など，必要エネルギー摂取量が低い者では，下限が推奨量を下回る場合があり得る．この場合でも，下限は推奨量以上とすることが望ましい．
[4] 脂質については，その構成成分である飽和脂肪酸など，質への配慮を十分に行う必要がある．
[5] アルコールを含む．ただし，アルコールの摂取を勧めるものではない．
[6] 食物繊維の目標量を十分に注意すること．

⑤ たんぱく質の食事摂取基準

たんぱく質（推定平均必要量，推奨量，目安量：g/日，目標量：%エネルギー）

性別	男性				女性			
年齢等	推定平均必要量	推奨量	目安量	目標量[1]	推定平均必要量	推奨量	目安量	目標量[1]
0〜5（月）	—	—	10	—	—	—	10	—
6〜8（月）	—	—	15	—	—	—	15	—
9〜11（月）	—	—	25	—	—	—	25	—
1〜2（歳）	15	20	—	13〜20	15	20	—	13〜20
3〜5（歳）	20	25	—	13〜20	20	25	—	13〜20
6〜7（歳）	25	30	—	13〜20	25	30	—	13〜20
8〜9（歳）	30	40	—	13〜20	30	40	—	13〜20
10〜11（歳）	40	45	—	13〜20	40	50	—	13〜20
12〜14（歳）	50	60	—	13〜20	45	55	—	13〜20
15〜17（歳）	50	65	—	13〜20	45	55	—	13〜20
18〜29（歳）	50	65	—	13〜20	40	50	—	13〜20
30〜49（歳）	50	65	—	13〜20	40	50	—	13〜20
50〜64（歳）	50	65	—	14〜20	40	50	—	14〜20
65〜74（歳）[2]	50	60	—	15〜20	40	50	—	15〜20
75以上（歳）[2]	50	60	—	15〜20	40	50	—	15〜20
妊婦（付加量）初期					+0	+0	—	13〜20
中期					+5	+5	—	13〜20
後期					+20	+25	—	15〜20
授乳婦（付加量）					+15	+20	—	15〜20

[1] 範囲に関しては，おおむねの値を示したものであり，弾力的に使用すること．
[2] 65歳以上の高齢者について，フレイル予防を目的とした量を定めることは難しいが，身長・体重が参照体位に比べて小さい者や，特に75歳以上であって加齢に伴い身体活動量が大きく低下した者など，必要エネルギー摂取量が低い者では，下限が推奨量を下回る場合があり得る．この場合でも，下限は推奨量以上とすることが望ましい．

⑥ 脂質，炭水化物，食物繊維の食事摂取基準

性別	脂質（%エネルギー） 男性		女性		飽和脂肪酸（%エネルギー）[2,3] 男性	女性
年齢等	目安量	目標量[1]	目安量	目標量[1]	目標量	目標量
0～5（月）	50	—	50	—	—	—
6～11（月）	40	—	40	—	—	—
1～2（歳）	—	20～30	—	20～30	—	—
3～5（歳）	—	20～30	—	20～30	10 以下	10 以下
6～7（歳）	—	20～30	—	20～30	10 以下	10 以下
8～9（歳）	—	20～30	—	20～30	10 以下	10 以下
10～11（歳）	—	20～30	—	20～30	10 以下	10 以下
12～14（歳）	—	20～30	—	20～30	10 以下	10 以下
15～17（歳）	—	20～30	—	20～30	8 以下	8 以下
18～29（歳）	—	20～30	—	20～30	7 以下	7 以下
30～49（歳）	—	20～30	—	20～30	7 以下	7 以下
50～64（歳）	—	20～30	—	20～30	7 以下	7 以下
64～74（歳）	—	20～30	—	20～30	7 以下	7 以下
75 以上（歳）	—	20～30	—	20～30	7 以下	7 以下
妊婦			—	20～30		7 以下
授乳婦			—	20～30		7 以下

[1] 範囲に関しては，おおむねの値を示したものである．
[2] 飽和脂肪酸と同じく，脂質異常症及び循環器疾患に関与する栄養素としてコレステロールがある．コレステロールに目標量は設定しないが，これは許容される摂取量に上限が存在しないことを保証するものではない．また，脂質異常症の重症化予防の目的からは，200 mg/ 日未満に留めることが望ましい．
[3] 飽和脂肪酸と同じく，冠動脈疾患に関与する栄養素としてトランス脂肪酸がある．日本人の大多数は，トランス脂肪酸に関する世界保健機関（WHO）の目標（1%エネルギー未満）を下回っており，トランス脂肪酸の摂取による健康への影響は，飽和脂肪酸の摂取によるものと比べて小さいと考えられる．ただし，脂質に偏った食事をしている者では，留意する必要がある．トランス脂肪酸は，人体にとって不可欠な栄養素ではなく，健康の保持・増進を図る上で積極的な摂取は勧められないことから，その摂取量は 1 %エネルギー未満に留めることが望ましく，1%エネルギー未満でも，できるだけ低く留めることが望ましい．

性別	n-6 系脂肪酸（g/日） 男性	女性	n-3 系脂肪酸（g/日） 男性	女性	炭水化物（%エネルギー） 男性	女性	食物繊維（g/日） 男性	女性
年齢等	目安量	目安量	目安量	目安量	目標量[1,2]	目標量[1,2]	目標量	目標量
0～5（月）	4	4	0.9	0.9	—	—	—	—
6～11（月）	4	4	0.8	0.8	—	—	—	—
1～2（歳）	4	4	0.7	0.8	50～65	50～65	—	—
3～5（歳）	6	6	1.1	1.0	50～65	50～65	8 以上	8 以上
6～7（歳）	8	7	1.5	1.3	50～65	50～65	10 以上	10 以上
8～9（歳）	8	7	1.5	1.3	50～65	50～65	11 以上	11 以上
10～11（歳）	10	8	1.6	1.6	50～65	50～65	13 以上	13 以上
12～14（歳）	11	9	1.9	1.6	50～65	50～65	17 以上	17 以上
15～17（歳）	13	9	2.1	1.6	50～65	50～65	19 以上	18 以上
18～29（歳）	11	8	2.0	1.6	50～65	50～65	21 以上	18 以上
30～49（歳）	10	8	2.0	1.6	50～65	50～65	21 以上	18 以上
50～64（歳）	10	8	2.2	1.9	50～65	50～65	21 以上	18 以上
64～74（歳）	9	8	2.2	2.0	50～65	50～65	20 以上	17 以上
75 以上（歳）	8	7	2.1	1.8	50～65	50～65	20 以上	17 以上
妊婦		9		1.6		50～65		18 以上
授乳婦		10		1.8		50～65		18 以上

[1] 範囲に関しては，おおむねの値を示したものである．
[2] アルコールを含む．ただし，アルコールの摂取を勧めるものではない．

⑦ ビタミンの食事摂取基準

ビタミンA（μgRAE/日）[1]

性別	男性				女性			
年齢等	推定平均必要量[2]	推奨量[2]	目安量[3]	耐容上限量[3]	推定平均必要量[2]	推奨量[2]	目安量[3]	耐容上限量[3]
0〜5（月）	—	—	300	600	—	—	300	600
6〜11（月）	—	—	400	600	—	—	400	600
1〜2（歳）	300	400	—	600	250	350	—	600
3〜5（歳）	350	450	—	700	350	500	—	850
6〜7（歳）	300	400	—	950	300	400	—	1,200
8〜9（歳）	350	500	—	1,200	350	500	—	1,500
10〜11（歳）	450	600	—	1,500	400	600	—	1,900
12〜14（歳）	550	800	—	2,100	500	700	—	2,500
15〜17（歳）	650	900	—	2,500	500	650	—	2,800
18〜29（歳）	600	850	—	2,700	450	650	—	2,700
30〜49（歳）	650	900	—	2,700	500	700	—	2,700
50〜64（歳）	650	900	—	2,700	500	700	—	2,700
65〜74（歳）	600	850	—	2,700	500	700	—	2,700
75以上（歳）	550	800	—	2,700	450	650	—	2,700
妊婦（付加量）初期					+0	+0	—	—
中期					+0	+0	—	—
後期					+60	+80	—	—
授乳婦（付加量）					+300	+450	—	—

[1] レチノール活性当量（μgRAE）＝レチノール（μg）＋β-カロテン（μg）×1/12＋α-カロテン（μg）×1/24＋β-クリプトキサンチン（μg）×1/24＋その他のプロビタミンAカロテノイド（μg）×1/24
[2] プロビタミンAカロテノイドを含む．　[3] プロビタミンAカロテノイドを含まない．

ビタミンD（μg/日）[1]　ビタミンE（mg/日）[2]　ビタミンK（μg/日）

性別	男性		女性		男性		女性		男性	女性
年齢等	目安量	耐容上限量	目安量	耐容上限量	目安量	耐容上限量	目安量	耐容上限量	目安量	目安量
0〜5（月）	5.0	25	5.0	25	3.0	—	3.0	—	4	4
6〜11（月）	5.0	25	5.0	25	4.0	—	4.0	—	7	7
1〜2（歳）	3.0	20	3.5	20	3.0	150	3.0	150	50	60
3〜5（歳）	3.5	30	4.0	30	4.0	200	4.0	200	60	70
6〜7（歳）	4.5	30	5.0	30	5.0	300	5.0	300	80	90
8〜9（歳）	5.0	40	6.0	40	5.0	350	5.0	350	90	110
10〜11（歳）	6.5	60	8.0	60	5.5	450	5.5	450	110	140
12〜14（歳）	8.0	80	9.5	80	6.5	650	6.0	600	140	170
15〜17（歳）	9.0	90	8.5	90	7.0	750	5.5	650	160	150
18〜29（歳）	8.5	100	8.5	100	6.0	850	5.0	650	150	150
30〜49（歳）	8.5	100	8.5	100	6.0	900	5.5	700	150	150
50〜64（歳）	8.5	100	8.5	100	7.0	850	6.0	700	150	150
65〜74（歳）	8.5	100	8.5	100	7.0	850	6.5	650	150	150
75以上（歳）	8.5	100	8.5	100	6.5	750	6.5	650	150	150
妊婦			8.5				6.5			150
授乳婦			8.5				7.0			150

[1] 日照により皮膚でビタミンDが産生されることを踏まえ，フレイル予防を図る者はもとより，全年齢区分を通じて，日常生活において可能な範囲内での適度な日光浴を心掛けるとともに，ビタミンDの摂取については，日照時間を考慮に入れることが重要である．
[2] α-トコフェロールについて算定した．α-トコフェロール以外のビタミンEは含んでいない．

ビタミンB₁（mg/日）[1,2,3]　ビタミンB₂（mg/日）[2,4]

性別	男性			女性			男性			女性		
年齢等	推定平均必要量	推奨量	目安量	推定平均必要量	推奨量	目安量	推定平均必要量	推奨量	目安量	推定平均必要量	推奨量	目安量
0〜5（月）	—	—	0.1	—	—	0.1	—	—	0.3	—	—	0.3
6〜11（月）	—	—	0.2	—	—	0.2	—	—	0.4	—	—	0.4
1〜2（歳）	0.4	0.5	—	0.4	0.5	—	0.5	0.6	—	0.5	0.5	—
3〜5（歳）	0.6	0.7	—	0.6	0.7	—	0.7	0.8	—	0.6	0.8	—
6〜7（歳）	0.7	0.8	—	0.7	0.8	—	0.8	0.9	—	0.7	0.9	—
8〜9（歳）	0.8	1.0	—	0.8	0.9	—	0.9	1.1	—	0.9	1.0	—
10〜11（歳）	1.0	1.2	—	0.9	1.1	—	1.1	1.4	—	1.0	1.3	—
12〜14（歳）	1.2	1.4	—	1.1	1.3	—	1.3	1.6	—	1.2	1.4	—
15〜17（歳）	1.3	1.5	—	1.0	1.2	—	1.4	1.7	—	1.2	1.4	—
18〜29（歳）	1.2	1.4	—	0.9	1.1	—	1.3	1.6	—	1.0	1.2	—
30〜49（歳）	1.2	1.4	—	0.9	1.1	—	1.3	1.6	—	1.0	1.2	—
50〜64（歳）	1.1	1.3	—	0.9	1.1	—	1.2	1.5	—	1.0	1.2	—
65〜74（歳）	1.1	1.3	—	0.9	1.1	—	1.2	1.5	—	1.0	1.2	—
75以上（歳）	1.0	1.2	—	0.8	0.9	—	1.1	1.3	—	0.9	1.0	—
妊婦（付加量）				+0.2	+0.2	—				+0.2	+0.3	—
授乳婦（付加量）				+0.2	+0.2	—				+0.5	+0.6	—

[1] チアミン塩化物塩酸塩（分子量＝337.3）の重量として示した．　[2] 身体活動レベルⅡの推定エネルギー必要量を用いて算出した．
[3] 特記事項：推定平均必要量は，ビタミンB₁の欠乏症である脚気を予防するに足る最小必要量からではなく，尿中にビタミンB₁の排泄量が増大し始める摂取量（体内飽和量）から算定．
[4] 特記事項：推定平均必要量は，ビタミンB₂の欠乏症である口唇炎，口角炎，舌炎などの皮膚炎を予防するに足る最小量からではなく，尿中にビタミンB₂の排泄量が増大し始める摂取量（体内飽和量）から算定．

⑦ つづき

ナイアシン (mgNE/日)[1,2]

性別	男性				女性			
年齢等	推定平均必要量	推奨量	目安量	耐容上限量[3]	推定平均必要量	推奨量	目安量	耐容上限量[3]
0〜5（月）[4]	—	—	2	—	—	—	2	—
6〜11（月）	—	—	3	—	—	—	3	—
1〜2（歳）	5	6	—	60(15)	4	5	—	60(15)
3〜5（歳）	6	8	—	80(20)	6	7	—	80(20)
6〜7（歳）	7	9	—	100(30)	7	8	—	100(30)
8〜9（歳）	9	11	—	150(35)	8	10	—	150(35)
10〜11（歳）	11	13	—	200(45)	10	10	—	150(45)
12〜14（歳）	12	15	—	250(60)	12	14	—	250(60)
15〜17（歳）	14	17	—	300(70)	11	13	—	250(65)
18〜29（歳）	13	15	—	300(80)	9	11	—	250(65)
30〜49（歳）	13	15	—	350(85)	10	12	—	250(65)
50〜64（歳）	12	14	—	350(85)	9	11	—	250(65)
65〜74（歳）	12	14	—	300(80)	9	11	—	250(65)
75 以上（歳）	11	13	—	300(75)	9	10	—	250(60)
妊 婦（付加量）					+0	+0	—	—
授乳婦（付加量）					+3	+3	—	—

ビタミン B_6 (mg/日)[5]

性別	男性				女性			
年齢等	推定平均必要量	推奨量	目安量	耐容上限量[6]	推定平均必要量	推奨量	目安量	耐容上限量[6]
0〜5（月）	—	—	0.2	—	—	—	0.2	—
6〜11（月）	—	—	0.3	—	—	—	0.3	—
1〜2（歳）	0.4	0.5	—	10	0.4	0.5	—	10
3〜5（歳）	0.5	0.6	—	15	0.5	0.6	—	15
6〜7（歳）	0.7	0.8	—	20	0.6	0.7	—	20
8〜9（歳）	0.8	0.9	—	25	0.8	0.9	—	25
10〜11（歳）	1.0	1.1	—	30	1.0	1.1	—	30
12〜14（歳）	1.2	1.4	—	40	1.0	1.3	—	40
15〜17（歳）	1.2	1.5	—	50	1.0	1.3	—	45
18〜29（歳）	1.1	1.4	—	55	1.0	1.1	—	45
30〜49（歳）	1.1	1.4	—	60	1.0	1.1	—	45
50〜64（歳）	1.1	1.4	—	55	1.0	1.1	—	45
65〜74（歳）	1.1	1.4	—	50	1.0	1.1	—	40
75 以上（歳）	1.1	1.4	—	50	1.0	1.1	—	40
妊 婦（付加量）					+0.2	+0.2	—	—
授乳婦（付加量）					+0.3	+0.3	—	—

[1] ナイアシン当量 (NE) ＝ナイアシン＋1/60 トリプトファンで示した．　[2] 身体活動レベルⅡの推定エネルギー必要量を用いて算出した．
[3] ニコチンアミドの重量 (mg/日)，（ ）内はニコチン酸の重量 (mg/日)．　[4] 単位は mg/日．
[5] たんぱく質の推奨量を用いて算定した（妊婦・授乳婦の付加量は除く）．
[6] ピリドキシン（分子量＝169.2）の重量として示した．

ビタミン B_{12} (μg/日)[1]

性別	男性			女性		
年齢等	推定平均必要量	推奨量	目安量	推定平均必要量	推奨量	目安量
0〜5（月）	—	—	0.4	—	—	0.4
6〜11（月）	—	—	0.5	—	—	0.5
1〜2（歳）	0.8	0.9	—	0.8	0.9	—
3〜5（歳）	0.9	1.1	—	0.9	1.1	—
6〜7（歳）	1.1	1.3	—	1.1	1.3	—
8〜9（歳）	1.3	1.6	—	1.3	1.6	—
10〜11（歳）	1.6	1.9	—	1.6	1.9	—
12〜14（歳）	2.0	2.4	—	2.0	2.4	—
15〜17（歳）	2.0	2.4	—	2.0	2.4	—
18〜29（歳）	2.0	2.4	—	2.0	2.4	—
30〜49（歳）	2.0	2.4	—	2.0	2.4	—
50〜64（歳）	2.0	2.4	—	2.0	2.4	—
65〜74（歳）	2.0	2.4	—	2.0	2.4	—
75 以上（歳）	2.0	2.4	—	2.0	2.4	—
妊 婦（付加量）				+0.3	+0.4	—
授乳婦（付加量）				+0.7	+0.8	—

葉酸 (μg/日)[2]

性別	男性				女性			
年齢等	推定平均必要量	推奨量	目安量	耐容上限量[3]	推定平均必要量	推奨量	目安量	耐容上限量[3]
0〜5（月）	—	—	40	—	—	—	40	—
6〜11（月）	—	—	60	—	—	—	60	—
1〜2（歳）	80	90	—	200	90	90	—	200
3〜5（歳）	90	110	—	300	90	110	—	300
6〜7（歳）	110	140	—	400	110	140	—	400
8〜9（歳）	130	160	—	500	130	160	—	500
10〜11（歳）	160	190	—	700	160	190	—	700
12〜14（歳）	200	240	—	900	200	240	—	900
15〜17（歳）	220	240	—	900	200	240	—	900
18〜29（歳）	200	240	—	900	200	240	—	900
30〜49（歳）	200	240	—	1,000	200	240	—	1,000
50〜64（歳）	200	240	—	1,000	200	240	—	1,000
65〜74（歳）	200	240	—	900	200	240	—	900
75 以上（歳）	200	240	—	900	200	240	—	900
妊 婦（付加量）					+200[4,5]	+240[4,5]	—	—
授乳婦（付加量）					+80	+100	—	—

[1] シアノコバラミン（分子量＝1,355.37）の重量として示した．　[2] プテロイルモノグルタミン酸（分子量＝441.40）の重量として示した．
[3] 通常の食品以外の食品に含まれる葉酸（狭義の葉酸）に適用する．
[4] 妊娠を計画している女性，妊娠の可能性がある女性及び妊娠初期の妊婦は，胎児の神経管閉鎖障害のリスク低減のために，通常の食品以外の食品に含まれる葉酸（狭義の葉酸）を 400 μg/日摂取することが望まれる．　[5] 葉酸の付加量は中期及び後期にのみ設定した．

パントテン酸 (mg/日)　ビオチン (μg/日)　ビタミン C (mg/日)[1,2]

性別	パントテン酸 男性	パントテン酸 女性	ビオチン 男性	ビオチン 女性	ビタミンC 男性			ビタミンC 女性		
年齢等	目安量	目安量	目安量	目安量	推定平均必要量	推奨量	目安量	推定平均必要量	推奨量	目安量
0〜5（月）	4	4	4	4	—	—	40	—	—	40
6〜11（月）	5	5	5	5	—	—	40	—	—	40
1〜2（歳）	3	4	20	20	35	40	—	35	40	—
3〜5（歳）	4	4	20	20	40	50	—	40	50	—
6〜7（歳）	5	5	30	30	50	60	—	50	60	—
8〜9（歳）	6	5	30	30	60	70	—	60	70	—
10〜11（歳）	6	6	40	40	70	85	—	70	85	—
12〜14（歳）	7	6	50	50	85	100	—	85	100	—
15〜17（歳）	7	6	50	50	85	100	—	85	100	—
18〜29（歳）	5	5	50	50	85	100	—	85	100	—
30〜49（歳）	5	5	50	50	85	100	—	85	100	—
50〜64（歳）	6	5	50	50	85	100	—	85	100	—
65〜74（歳）	6	5	50	50	80	100	—	80	100	—
75 以上（歳）	6	5	50	50	80	100	—	80	100	—
妊 婦[3]		5		50				+10	+10	—
授乳婦[3]		6		50				+40	+45	—

[1] L-アスコルビン酸（分子量＝176.12）の重量で示した．
[2] 特記事項：推定平均必要量は，ビタミン C の欠乏症である壊血病を予防するに足る最小量からではなく，心臓血管系の疾病予防効果及び抗酸化作用の観点から算定．
[3] ビタミン C の妊婦・授乳婦の食事摂取基準は付加量．

⑧ ミネラルの食事摂取基準

ナトリウム (mg/日, ( ) は食塩相当量 [g/日])[1]

性別	男性			女性		
年齢等	推定平均必要量	目安量	目標量	推定平均必要量	目安量	目標量
0〜5 (月)	—	100(0.3)	—	—	100(0.3)	—
6〜11 (月)	—	600(1.5)	—	—	600(1.5)	—
1〜2 (歳)	—	—	(3.0 未満)	—	—	(3.0 未満)
3〜5 (歳)	—	—	(3.5 未満)	—	—	(3.5 未満)
6〜7 (歳)	—	—	(4.5 未満)	—	—	(4.5 未満)
8〜9 (歳)	—	—	(5.0 未満)	—	—	(5.0 未満)
10〜11 (歳)	—	—	(6.0 未満)	—	—	(6.0 未満)
12〜14 (歳)	—	—	(7.0 未満)	—	—	(6.5 未満)
15〜17 (歳)	—	—	(7.5 未満)	—	—	(6.5 未満)
18〜29 (歳)	600 (1.5)	—	(7.5 未満)	600 (1.5)	—	(6.5 未満)
30〜49 (歳)	600 (1.5)	—	(7.5 未満)	600 (1.5)	—	(6.5 未満)
50〜64 (歳)	600 (1.5)	—	(7.5 未満)	600 (1.5)	—	(6.5 未満)
65〜74 (歳)	600 (1.5)	—	(7.5 未満)	600 (1.5)	—	(6.5 未満)
75 以上 (歳)	600 (1.5)	—	(7.5 未満)	600 (1.5)	—	(6.5 未満)
妊婦				600 (1.5)	—	(6.5 未満)
授乳婦				600 (1.5)	—	(6.5 未満)

[1] 高血圧及び慢性腎臓病 (CKD) の重症化予防のための食塩相当量の量は, 男女とも 6.0 g/日未満とした.

カリウム (mg/日)

性別	男性		女性	
年齢等	目安量	目標量	目安量	目標量
0〜5 (月)	400	—	400	—
6〜11 (月)	700	—	700	—
1〜2 (歳)	900	—	900	—
3〜5 (歳)	1,000	1,400 以上	1,000	1,400 以上
6〜7 (歳)	1,300	1,800 以上	1,200	1,800 以上
8〜9 (歳)	1,500	2,000 以上	1,500	2,000 以上
10〜11 (歳)	1,800	2,200 以上	1,800	2,000 以上
12〜14 (歳)	2,300	2,400 以上	1,900	2,400 以上
15〜17 (歳)	2,700	3,000 以上	2,000	2,600 以上
18〜29 (歳)	2,500	3,000 以上	2,000	2,600 以上
30〜49 (歳)	2,500	3,000 以上	2,000	2,600 以上
50〜64 (歳)	2,500	3,000 以上	2,000	2,600 以上
65〜74 (歳)	2,500	3,000 以上	2,000	2,600 以上
75 以上 (歳)	2,500	3,000 以上	2,000	2,600 以上
妊婦			2,000	2,600 以上
授乳婦			2,000	2,600 以上

カルシウム (mg/日)

性別	男性				女性			
年齢等	推定平均必要量	推奨量	目安量	耐容上限量	推定平均必要量	推奨量	目安量	耐容上限量
0〜5 (月)	—	—	200	—	—	—	200	—
6〜11 (月)	—	—	250	—	—	—	250	—
1〜2 (歳)	350	450	—	—	350	400	—	—
3〜5 (歳)	500	600	—	—	450	550	—	—
6〜7 (歳)	500	600	—	—	450	550	—	—
8〜9 (歳)	550	650	—	—	600	750	—	—
10〜11 (歳)	600	700	—	—	600	750	—	—
12〜14 (歳)	850	1,000	—	—	700	800	—	—
15〜17 (歳)	650	800	—	—	550	650	—	—
18〜29 (歳)	650	800	—	2,500	550	650	—	2,500
30〜49 (歳)	600	750	—	2,500	550	650	—	2,500
50〜64 (歳)	600	750	—	2,500	550	650	—	2,500
65〜74 (歳)	600	750	—	2,500	550	650	—	2,500
75 以上 (歳)	600	700	—	2,500	500	600	—	2,500
妊婦 (付加量)					+0	+0	—	—
授乳婦 (付加量)					+0	+0	—	—

マグネシウム (mg/日)

性別	男性				女性			
年齢等	推定平均必要量	推奨量	目安量	耐容上限量	推定平均必要量	推奨量	目安量	耐容上限量
0〜5 (月)	—	—	20	—	—	—	20	—
6〜11 (月)	—	—	60	—	—	—	60	—
1〜2 (歳)	60	70	—	—	60	70	—	—
3〜5 (歳)	80	100	—	—	80	100	—	—
6〜7 (歳)	110	130	—	—	110	130	—	—
8〜9 (歳)	140	170	—	—	140	160	—	—
10〜11 (歳)	180	210	—	—	180	220	—	—
12〜14 (歳)	250	290	—	—	240	290	—	—
15〜17 (歳)	300	360	—	—	260	310	—	—
18〜29 (歳)	280	340	—	—	230	270	—	—
30〜49 (歳)	310	370	—	—	240	290	—	—
50〜64 (歳)	310	370	—	—	240	290	—	—
65〜74 (歳)	290	350	—	—	230	280	—	—
75 以上 (歳)	270	320	—	—	220	260	—	—
妊婦 (付加量)					+30	+40	—	—
授乳婦 (付加量)					+0	+0	—	—

[1] 通常の食品以外からの摂取量の耐容上限量は, 成人の場合 350 mg/日, 小児では 5 mg/kg 体重/日とした. それ以外の通常の食品からの摂取の場合, 耐容上限量は設定しない.

リン (mg/日)

性別	男性		女性	
年齢等	目安量	耐容上限量	目安量	耐容上限量
0〜5 (月)	120	—	120	—
6〜11 (月)	260	—	260	—
1〜2 (歳)	500	—	500	—
3〜5 (歳)	700	—	700	—
6〜7 (歳)	900	—	800	—
8〜9 (歳)	1,000	—	1,000	—
10〜11 (歳)	1,100	—	1,000	—
12〜14 (歳)	1,200	—	1,000	—
15〜17 (歳)	1,200	—	900	—
18〜29 (歳)	1,000	3,000	800	3,000
30〜49 (歳)	1,000	3,000	800	3,000
50〜64 (歳)	1,000	3,000	800	3,000
65〜74 (歳)	1,000	3,000	800	3,000
75 以上 (歳)	1,000	3,000	800	3,000
妊婦 初期[1]			800	—
中期・後期[1]			800	—
授乳婦[1]			800	—

鉄 (mg/日)

性別	男性				女性					
年齢等	推定平均必要量	推奨量	目安量	耐容上限量	月経なし 推定平均必要量	月経なし 推奨量	月経あり 推定平均必要量	月経あり 推奨量	目安量	耐容上限量
0〜5 (月)	—	—	0.5	—	—	—	—	—	0.5	—
6〜11 (月)	3.5	5.0	—	—	3.5	4.5	—	—	—	—
1〜2 (歳)	3.0	4.5	—	25	3.0	4.5	—	—	—	20
3〜5 (歳)	4.0	5.5	—	25	4.0	5.5	—	—	—	25
6〜7 (歳)	5.0	5.5	—	30	4.5	5.5	—	—	—	30
8〜9 (歳)	6.0	7.0	—	35	6.0	7.5	—	—	—	35
10〜11 (歳)	7.0	8.5	—	35	7.0	8.5	10.0	12.0	—	35
12〜14 (歳)	8.0	10.0	—	40	7.0	8.5	10.0	12.0	—	40
15〜17 (歳)	8.0	10.0	—	50	5.5	7.0	8.5	10.5	—	40
18〜29 (歳)	6.5	7.5	—	50	5.5	6.5	8.5	10.5	—	40
30〜49 (歳)	6.5	7.5	—	50	5.5	6.5	9.0	10.5	—	40
50〜64 (歳)	6.5	7.5	—	50	5.5	6.5	9.0	11.0	—	40
65〜74 (歳)	6.0	7.5	—	50	5.0	6.0	—	—	—	40
75 以上 (歳)	6.0	7.0	—	50	5.0	6.0	—	—	—	40
妊婦 初期[1]					+2.0	+2.5	—	—	—	—
中期・後期[1]					+8.0	+9.5	—	—	—	—
授乳婦[1]					+2.0	+2.5	—	—	—	—

[1] 妊婦, 授乳婦の食事摂取基準は付加量.

⑧ つづき

亜鉛 (mg/日), 銅 (mg/日), マンガン (mg/日)

性別	男性 亜鉛				女性 亜鉛				男性 銅				女性 銅				男性 マンガン		女性 マンガン	
年齢等	推定平均必要量	推奨量	目安量	耐容上限量	推定平均必要量	推奨量	目安量	耐容上限量	推定平均必要量	推奨量	目安量	耐容上限量	推定平均必要量	推奨量	目安量	耐容上限量	目安量	耐容上限量	目安量	耐容上限量
0～5 (月)	―	―	2	―	―	―	2	―	―	―	0.3	―	―	―	0.3	―	0.01	―	0.01	―
6～11 (月)	―	―	3	―	―	―	3	―	―	―	0.3	―	―	―	0.3	―	0.5	―	0.5	―
1～2 (歳)	3	3	―	―	2	3	―	―	0.3	0.3	―	―	0.2	0.3	―	―	1.5	―	1.5	―
3～5 (歳)	3	4	―	―	3	3	―	―	0.3	0.4	―	―	0.3	0.3	―	―	1.5	―	1.5	―
6～7 (歳)	4	5	―	―	3	4	―	―	0.4	0.4	―	―	0.4	0.4	―	―	2.0	―	2.0	―
8～9 (歳)	5	6	―	―	4	5	―	―	0.4	0.5	―	―	0.4	0.5	―	―	2.5	―	2.5	―
10～11 (歳)	6	7	―	―	5	6	―	―	0.5	0.6	―	―	0.5	0.6	―	―	3.0	―	3.0	―
12～14 (歳)	9	10	―	―	7	8	―	―	0.7	0.8	―	―	0.6	0.8	―	―	4.0	―	4.0	―
15～17 (歳)	10	12	―	―	7	8	―	―	0.8	0.9	―	―	0.6	0.7	―	―	4.5	―	3.5	―
18～29 (歳)	9	11	―	40	7	8	―	35	0.7	0.9	―	7	0.6	0.7	―	7	4.0	11	3.5	11
30～49 (歳)	9	11	―	45	7	8	―	35	0.7	0.9	―	7	0.6	0.7	―	7	4.0	11	3.5	11
50～64 (歳)	9	11	―	45	7	8	―	35	0.7	0.9	―	7	0.6	0.7	―	7	4.0	11	3.5	11
65～74 (歳)	9	11	―	40	7	8	―	35	0.7	0.9	―	7	0.6	0.7	―	7	4.0	11	3.5	11
75 以上 (歳)	9	10	―	40	6	8	―	30	0.7	0.8	―	7	0.6	0.7	―	7	4.0	11	3.5	11
妊婦[1]					+1	+2	―	―					+0.1	+0.1	―	―			3.5	―
授乳婦[1]					+3	+4	―	―					+0.5	+0.6	―	―			3.5	―

[1] 亜鉛, 銅の妊婦, 授乳婦の食事摂取基準は付加量.

ヨウ素 (μg/日), セレン (μg/日)

性別	男性 ヨウ素				女性 ヨウ素				男性 セレン				女性 セレン			
年齢等	推定平均必要量	推奨量	目安量	耐容上限量	推定平均必要量	推奨量	目安量	耐容上限量	推定平均必要量	推奨量	目安量	耐容上限量	推定平均必要量	推奨量	目安量	耐容上限量
0～5 (月)	―	―	100	250	―	―	100	250	―	―	15	―	―	―	15	―
6～11 (月)	―	―	130	250	―	―	130	250	―	―	15	―	―	―	15	―
1～2 (歳)	35	50	―	300	35	50	―	300	10	10	―	100	10	10	―	100
3～5 (歳)	45	60	―	400	45	60	―	400	10	15	―	100	10	10	―	100
6～7 (歳)	55	75	―	550	55	75	―	550	15	15	―	150	15	15	―	150
8～9 (歳)	65	90	―	700	65	90	―	700	15	20	―	200	15	20	―	200
10～11 (歳)	80	110	―	900	80	110	―	900	20	25	―	250	20	25	―	250
12～14 (歳)	95	140	―	2,000	95	140	―	2,000	25	30	―	350	25	30	―	300
15～17 (歳)	100	140	―	3,000	100	140	―	3,000	30	35	―	400	20	25	―	350
18～29 (歳)	95	130	―	3,000	95	130	―	3,000	25	30	―	450	20	25	―	350
30～49 (歳)	95	130	―	3,000	95	130	―	3,000	25	30	―	450	20	25	―	350
50～64 (歳)	95	130	―	3,000	95	130	―	3,000	25	30	―	450	20	25	―	350
65～74 (歳)	95	130	―	3,000	95	130	―	3,000	25	30	―	450	20	25	―	350
75 以上 (歳)	95	130	―	3,000	95	130	―	3,000	25	30	―	400	20	25	―	350
妊婦 (付加量)					+75	+110	―	―[1]					+5	+5	―	―
授乳婦 (付加量)					+100	+140	―	―[1]					+15	+20	―	―

[1] 妊婦及び授乳婦の耐容上限量は 2,000 μg/日とした.

クロム (μg/日), モリブデン (μg/日)

性別	男性 クロム		女性 クロム		男性 モリブデン				女性 モリブデン			
年齢等	目安量	耐容上限量	目安量	耐容上限量	推定平均必要量	推奨量	目安量	耐容上限量	推定平均必要量	推奨量	目安量	耐容上限量
0～5 (月)	0.8	―	0.8	―	―	―	2	―	―	―	2	―
6～11 (月)	1.0	―	1.0	―	―	―	5	―	―	―	5	―
1～2 (歳)	―	―	―	―	10	10	―	―	10	10	―	―
3～5 (歳)	―	―	―	―	10	10	―	―	10	10	―	―
6～7 (歳)	―	―	―	―	10	15	―	―	10	15	―	―
8～9 (歳)	―	―	―	―	15	20	―	―	15	15	―	―
10～11 (歳)	―	―	―	―	15	20	―	―	15	20	―	―
12～14 (歳)	―	―	―	―	20	25	―	―	20	25	―	―
15～17 (歳)	―	―	―	―	25	30	―	―	20	25	―	―
18～29 (歳)	10	500	10	500	20	30	―	600	20	25	―	500
30～49 (歳)	10	500	10	500	25	30	―	600	20	25	―	500
50～64 (歳)	10	500	10	500	25	30	―	600	20	25	―	500
65～74 (歳)	10	500	10	500	20	30	―	600	20	25	―	500
75 以上 (歳)	10	500	10	500	20	25	―	600	20	25	―	500
妊婦[1]			―	10					+0	+0	―	―
授乳婦[1]			―	10					+3	+3	―	―

[1] モリブデンの妊婦, 授乳婦の食事摂取基準は付加量.